UNIVERSITE DE TOULOUSE

FACULTÉ MIXTE DE MÉDECINE ET DE PHARMACIE

ANNÉE 1900-1901 N° 426

BARBAZAN

ÉTUDE

HISTORIQUE, HYDROLOGIQUE ET THÉRAPEUTIQUE

THÈSE

POUR LE DOCTORAT EN MÉDECINE

Présentée et soutenue publiquement en Mai 1901

PAR

V. SENTÈS

Ancien externe des hôpitaux

NOMS DES EXAMINATEURS — MM. GARRIGOU, ✪ I., *Président.*
TAPIE, ✪ I.
RÉMOND, ✪ I.
MAUREL, O. ✱, ✪ I. — *Assesseurs*

TOULOUSE

IMPRIMERIE VIALELLE ET PERRY, RUE DU MAY, 1

1901

UNIVERSITE DE TOULOUSE

CULTÉ MIXTE DE MÉDECINE ET DE PHARMACIE

ANNÉE 1900-1901 N° 426

BARBAZAN

ÉTUDE

STORIQUE, HYDROLOGIQUE ET THÉRAPEUTIQUE

THÈSE

POUR LE DOCTORAT EN MÉDECINE

Présentée et soutenue publiquement en Mai 1901

PAR

V. SENTÈS

Ancien externe des hôpitaux

OMS DES EXAMINATEURS

MM. GARRIGOU, ✪ I.,	*Président.*
TAPIE, ✪ I.	*Assesseurs*
RÉMOND, ✪ I.	
MAUREL, O. ✻, ✪ A.	

TOULOUSE

IMPRIMERIE VIALELLE ET PERRY, RUE DU MAY, 1

1901

FACULTÉ DE MÉDECINE ET DE PHARMACIE DE TOULOUSE

TABLEAU DU PERSONNEL

Doyen	MM.	CAUBET, ✻, 🙰 I.
Assesseur		FREBAULT, 🙰 I.

PROFESSEURS

Anatomie	MM.	CHARPY, 🙰 I.
Histologie normale		TOURNEUX, 🙰 A.
Physiologie		ABELOUS, 🙰 A.
Anatomie pathologique		TAPIE, 🙰 I.
Pathologie et Thérapeutique générales		HERRMANN, 🙰 I.
Pathologie interne		ANDRÉ, ✻, 🙰 I.
Pathologie externe		PÉNIÈRES, 🙰 A.
Médecine opératoire		LABEDA, 🙰 I.
Thérapeutique		SAINT-ANGE, 🙰 I.
Hygiène		GUIRAUD, 🙰 I.
Clinique médicale		CAUBET, ✻, 🙰 I.
		MOSSE, ✻, 🙰 A.
Clinique chirurgicale		JEANNEL, 🙰 I.
		CHALOT, 🙰 A.
Clinique obstétricale		CROUZAT, 🙰 A.
Clinique des maladies cutanées et syphilitiques		AUDRY.
Clinique des maladies mentales		RÉMOND, 🙰 A.
Pharmacie		DUPUY, 🙰 I.
Chimie et Toxicologie		FRÉBAULT, 🙰 I.
Matière médicale		BRAEMER, 🙰 I.
Histoire naturelle		LAMIC, 🙰 A.

CHARGÉS DE COURS

Anatomie topographique	MM.	SOULIÉ.
Physique		MARIE, 🙰 A.
Chimie		N.
Histoire naturelle		SUIS.
Médecine légale		GUILHEM.
Bactériologie		MOREL, 🙰 A.
Clinique des maladies des enfants		BÉZY, 🙰 A.
Clinique ophtalmologique		VIEUSSE, ✻.
Hydrologie		GARRIGOU, 🙰 I.
Pathologie expérimentale		MAUREL, ✻, 🙰 A.
Obstétrique aux sages-femmes		AUDEBERT.

AGRÉGÉS EN EXERCICE

Pathologie interne et Médecine légale	MM.	MOREL, 🙰 A.
		RISPAL.
		FRENKEL.
Chirurgie		BAUBY.
		CESTAN.
Accouchements		AUDEBERT.
Anatomie et Histologie		SOULIÉ.
Physiologie		BARDIER, 🙰 A.
Chimie		N.
Physique		N.
Pharmacie		N.
Secrétaire de la Faculté	M.	CHAUDRON, 🙰 I.

La Faculté déclare n'être pas responsable des opinions émises par les candidats.

(Délibération en date du 12 mai 1891)

A LA MÉMOIRE DE MON PÈRE

A MA MÈRE

Faible témoignage de mon affection

A MES PARENTS

A M. Louis DAUMAS

A MES AMIS

A Monsieur le Docteur

Henry RACINE

Médecin consultant à Luchon

A Monsieur le Docteur

Joseph BAYLAC

Médecin des hôpitaux

A Monsieur le Professeur

RÉMOND

A MON PRÉSIDENT DE THÈSE

Monsieur le Professeur

GARRIGOU

Chargé du cours d'hydrologie et de minéralogie à la Faculté
de Médecine et de Pharmacie

Avant de quitter nos maîtres de la Faculté de médecine de Toulouse, nous nous empressons de leur adresser, à tous, l'expression de notre sincère et profonde gratitude.

Que, plus particulièrement, MM. les professeurs Jeannel et Mossé, M. le professeur agrégé Cestan — dont nous avons surtout suivi les leçons durant la période de notre externat dans les hôpitaux — reçoivent l'hommage de notre souvenir reconnaissant.

Nous n'oublierons point l'inaltérable bienveillance que nous témoigna, en toute occasion, M. le doyen Caubet, dont nous fûmes aussi l'externe.

M. le professeur Garrigou, après avoir facilité et surveillé nos recherches sur les eaux de Barbazan, en mettant son laboratoire particulier et sa grande science à notre disposition, nous a fait l'honneur d'accepter la présidence de notre jury de thèse.

M. le professeur Rémond a bien voulu nous accorder le concours de son indiscutable autorité pour l'étude des principales propriétés physiologiques des sources dont nous nous occupons.

MM. les professeurs Tapie et Maurel, l'un Pyrénéen d'origine, l'autre très versé dans l'étude des maladies telles que les fièvres intermittentes, ont accepté de siéger dans notre jury.

Envers tous nous avons contracté une dette de reconnaissance que nous sommes heureux, aujourd'hui, d'acquitter en partie.

En dehors de la Faculté, M. le Dr Baylac nous a, maintes fois, donné les preuves d'un intérêt marqué, et M. le Dr de Lautar nous a prodigué, et son amitié et les conseils d'une expérience déjà longue, basée sur une pratique originale et de bon aloi.

Nous tenons à les en remercier ici.

MM. les Drs Dupau et Dupin, chirurgiens en chef des Hôpitaux, ont également droit à notre gratitude.

Pour l'élaboration de cette thèse inaugurale, M. le Pr Destrem, et M. le Dr Audiguier nous furent deux utiles auxiliaires.

Nous fûmes heureux de trouver dans notre ami, le Dr Racine un guide sûr, dont les avis éclairés, l'originalité de vue en la matière, la connaissance parfaite des choses de l'hydrologie médicale, nous facilitèrent la tâche en nous étant d'un précieux secours.

Il nous suffit de l'affirmer à cette place, pour lui prouver combien nous lui en sommes reconnaissant.

AVANT-PROPOS

Comme on pourra s'en convaincre en parcourant notre historique de Barbazan, au point de vue hydrologique, écrire une monographie de cette station thermale ne procède pas d'une idée neuve.

D'aucuns nous ont précédé dans cette voie ; ils n'ont eu d'autre tort que celui de nous devancer ou, plutôt, de précéder l'époque où pareille entreprise ne pouvait se réaliser qu'en laissant sans solution aucune bien des problèmes de chimie, de biologie, de thérapeutique hydro-minérales.

Le progrès constant de la science des Eaux médicinales, dû aux efforts répétés d'hommes qui, pareils à notre savant maître le Pr Garrigou, ont pour ainsi dire renouvelé cette science en l'asseyant sur des bases vraiment rationnelles, nous a permis de résoudre quelques-uns de ces problèmes.

Notre intention, dans les pages qui vont suivre, fut de faire une œuvre aussi scientifique et honnête que possible.

Et ce n'est pas sans difficulté que nous sommes parvenus au bout de notre entreprise.

Sans doute, notre inexpérience encore grande en matière d'hydrologie nous a obligé à y laisser, de ci de là, quelques lacunes.

Nous les comblerons plus tard, quand le résultat des observations recueillies dans notre pratique personnelle nous permettra de le faire. Cependant, nous tenons à déclarer, d'avance, que la plupart de ces lacunes sont le fruit d'une détermination très réfléchie.

Si l'on ne trouve pas, dans notre travail, des chapitres entiers consacrés, comme autrefois, aux subtilités et aux choses d'à côté de la cure thermale, subtilités multiples, ne supportant pas d'être mises en formule et que le médecin doit considérer de façons différentes suivant les malades qui ont recours à ses soins ; si l'on n'y rencontre pas davantage le supplément, jadis obligatoire, réservé à la description des beautés du paysage, ou des nombreuses excursions possibles, et à l'énumération des monuments à visiter ou des cimes à escalader, on voudra bien excuser cet oubli.

Il est volontaire.

Quelques opinions originales, peut-être, et — en tout cas — neuves pour beaucoup, puisées dans l'enseignement de l'hydrologie moderne et dans les conseils que nous avons reçus, nous vaudront, sans nul doute, la bienveillante excuse que nous sollicitons.

Nous avons essayé, nous le répétons, de faire une œuvre vraiment scientifique et la moins incomplète au point de vue scientifique.

Et, pour cela, nous l'avons divisée en trois parties :

1° L'historique de Barbazan, considéré comme station thermale.

2° L'étude hydrologique de Barbazan, telle que l'on comprend, aujourd'hui, une étude de ce genre (climatologie, géologie, captage, analyses complètes, examen bactériologique, etc...).

3° L'étude thérapeutique de Barbazan.

Grande sera notre satisfaction si nous avons réussi à intéresser et à instruire nos lecteurs, comme grande est notre satisfaction d'avoir contribué, par notre modeste travail et pour une faible part, à l'édification du monument que les hydrologues français élèvent à l'Hydrologie française, celle qui n'a point de rivale au monde.

p. 9

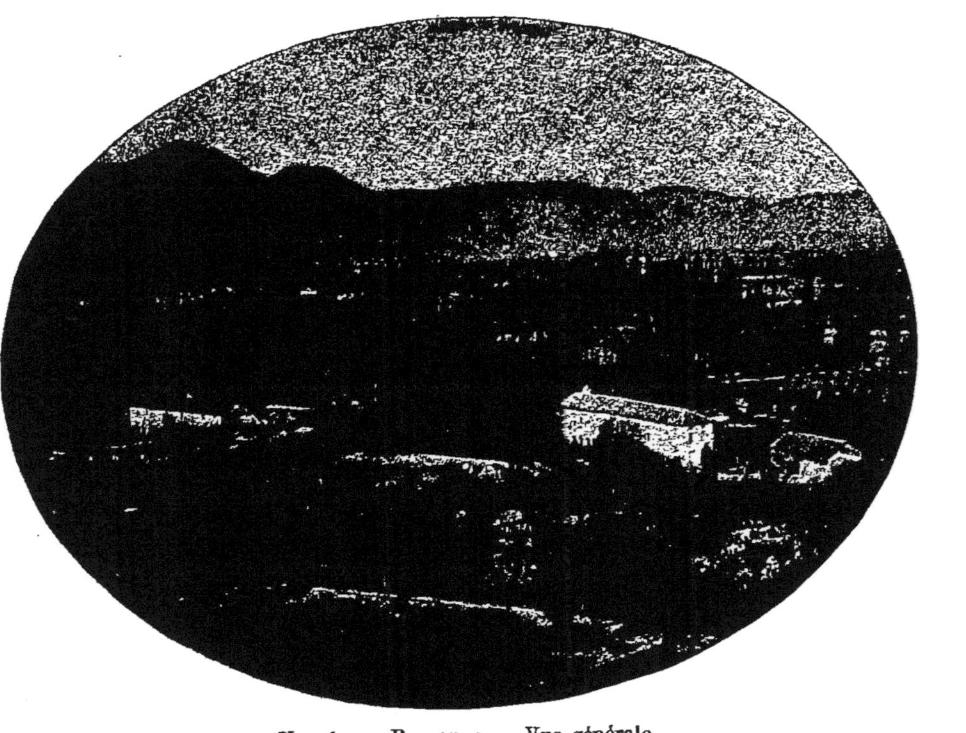

Vallée de Barbazan. — Vue générale

I

Etude historique de Barbazan station thermale

HISTORIQUE

Comme celle de la plupart des stations thermales de la région des Pyrénées Centrales, l'histoire des bains de Barbazan est impossible à écrire.

De l'époque romaine au XVIIe siècle, nous ne connaissons aucun document qui indique qu'ils aient été exploités.

Au XVIIe siècle, FROIDOUR les signale dans ses récits de voyage à travers les provinces pyrénéennes et DU CLOS en parle dans ses communications à l'Académie royale des Sciences.

Il y a cinquante ans, les manuels d'hydrologie médicale les plus remarquables ne les mentionnaient pas tous.

Et cependant leur utilisation remonte à la plus haute antiquité.

La chose ne présente rien d'extraordinaire, d'ailleurs, en elle-même.

De tout temps, les eaux minérales du sud-ouest de

la France furent mises à profit par les population groupées autour d'elles.

A Montesquieu-des-Albères et à Ax-les-Therme le professeur Garrigou a retrouvé les traces trè nettes de captages préhistoriques.

Et personne n'ignore la vogue dont jouirent, l'époque de l'occupation romaine, les stations éche lonnées sur le versant nord des Pyrénées, des *Aqu Tarbellicæ* au *Balneum Luxonense*.

Maîtres dans l'art de se servir des sources que l nature mettait à leur disposition, les Romains on certainement usé des fontaines de Barbazan, coulan à peu de distance des faubourgs du *Lugdunum Convenarum*.

Couvrant la plaine de la Garonne et paresseuse ment étendue des bords du fleuve au monticule o se dresse encore l'*oppidum* qui constitue le Saint Bertrand-de-Comminges de nos jours, la grand cité des Convènes — fondée par Scipion l'Africai ou par Pompée, peuplée de soixante mille âmes élevée au rang de colonie de droit latin et devenu plus tard, l'une des principales villes de l'Aquitaine — possédait tous les éléments nécessaires à l'exploita tion d'une eau diurétique et purgative telle que cell qui nous occupe.

Le captage du griffon principal l'indique, du reste de façon très précise, autant que la découverte d monnaies et de fragments d'armes retrouvés jadis en procédant à certains travaux de déblaiement.

Sans doute, Barbazan n'eut point, à cette époque

la renommée dont jouirent quelques-unes des villes thermales du bassin sous-pyrénéen.

Il n'en exista pas moins, sans laisser de traces dans les écrits de Pline ou de Strabon et, comme ses voisines, il subit la gigantesque éclipse qui date de l'invasion des barbares dans le midi de la Gaule et s'étend jusqu'aux premiers siècles de l'histoire moderne.

C'est, nous l'avons dit, au règne de Louis XIV qu'il faut arriver pour trouver une affirmation catégorique de son existence dans la thérapeutique hydro-minérale.

Les guerres incessantes qui ravageaient le pays durant tout le moyen âge — luttes contre les Sarrazins, contre les Anglais, contre les Français — ont cessé et les exploits des seigneurs du lieu contre les châteaux voisins ont pris fin.

M. DE FROIDOUR, « grand maître enquêteur et général réformateur des eaux et forêts au département de la grande Maîtrise de Languedoc », parcourt les provinces du Sud-Ouest, sur l'ordre de Colbert, pour préserver les forêts d'une ruine complète

En août et septembre 1667, il se trouve dans le Couserans, le Nébouzan et le Comminges. Chemin faisant, il s'arrête un jour à Barbazan et voici dans quels termes il narre ses impressions de voyage à M. de Héricourt, conseiller du roy :

« Enfin, j'arrivai à Barbazan et après avoir passé par des lieux fort vilains, n'ayant vu que des rochers et des montagnes pleines de fougères et de broussailles, je trouvai la plus agréable chose qu'on puisse imaginer.

(Suit ici une description très pittoresque de la vallée de la Garonne.)

« ..... Le canal de la rivière s'y découvre de toutes parts. On voit d'ailleurs un lac merveilleux au dessous de Barbazan, d'autre côté la rivière de Lours (l'Ourse) qui vient se jeter dans la Garonne et toutes ces choses font la plus agréable vue qu'on puisse se figurer. Dans tout mon voyage, je n'ai rien vu dont j'ai été plus satisfait. Ce lac, dont je vous ai parlé, est au dessous des montagnes de Barbazan, au milieu d'une prairie, mais, pour mieux dire, d'un marais tremblant de toutes parts. Il est rond comme un cercle et paraît avoir été fait à plaisir, car il n'y a rien de plus rond quoique la nature l'ait fait tel qu'il est. Il me paraît avoir deux cents cannes de diamètre, c'est-à-dire six à sept cents cannes de tour. Il est bordé d'une bordure de roseaux et de petits saules sauvages qui est partout égale et paraît aussi avoir été faite à plaisir.

« Il n'y a que quelques petites sources qui ne paraissent quasy point et par lesquelles on pourrait dire que l'eau y vient ; et de l'autre côté aussi, il y a une espèce de petit ruisseau qui semble lui servir d'égout. Sa profondeur sur les bords est de dix-huit à vingt cannes et au milieu de soixante, et il y a un endroit dont on n'a jamais pu trouver le fond. Je l'ai vu avec des personnes qui en avaient fait l'épreuve. Je vous dirai même que quand on marche sur le marais dont il est environné, tout y tremble, depuis le commencement jusqu'au lac. Et quoique j'y ai été dans la saison la plus sèche, cela ne m'a pas empêché de trouver ce que je vous marque. J'y ai enfoncé un grand bâton avec la même facilité que l'on enfoncerait un fer bien chaud dans du beurre. Ce lac a encore cela de particulier que jamais il ne croît ni ne diminue. Les inondations générales des années 1651, 1657 et 1658 ne lui ont pas donné le moindre accroissement ni les plus grandes sécheresses la moindre diminution. Son eau tire ordinairement sur la couleur verte, mais quand le temps doit être fâcheux, elle devient toute noire ; et pendant le temps le plus beau, le plus tranquille et le plus calme, il s'agite de lui-même quelquefois comme si quelque agent invisible ou un vent impétueux l'agitait, ce qui fait conjecturer aux gens du pays qu'il a quelque rapport avec la mer, cela arrivant ordinairement lorsque le mauvais temps vient du côté de l'Océan. Pendant les hivers, il gèle de façon qu'on va partout impunément, à l'exception d'un seul endroit où l'on croit qu'il y a quelque source d'eau chaude. Il ne faut point omettre de vous dire encore une chose fort remarquable qui est que toutes les fois que les années doivent être abondantes on voit tourner tout le long des bords de ce lac un faisceau d'herbes et de fleurs qui est un signe infaillible d'une grande fertilité qui réjouit fort les paysans.

« *Outre ce lac, il y a encore une autre chose fort*

remarquable à Barbazan, qui est une fontaine d'eau fort salutaire de laquelle on boit et en laquelle on se baigne. Au matin, elle est un peu tiède et le reste du jour elle n'est ni chaude ni froide (1). »

Nous arrêtons là cette longue citation. Malgré les fantastiques détails qu'elle donne sur le lac de Barbazan — lac dont la légende a été traduite dans tous les patois sous-pyrénéens et sur lequel nous reviendrons dans le chapitre spécialement consacré à l'étude géologique du sujet que nous traitons — elle a une importance capitale.

Elle constitue le premier des documents sérieux et authentiques de l'histoire hydrologique de Barbazan.

Le second appartient encore à M. DE FROIDOUR qui dit, autre part :

« Barbazan a une fontaine qui est un peu plus tiède et purge davantage que celle de Capvern. M. le marquis de Saint-Luc, lieutenant-général pour le roi au gouvernement de Guienne, l'a mise en réputation ayant accoutumé d'y aller toutes les années. » (2)

Voilà donc Barbazan affirmé eau « purgative » et sacré station thermale par un lieutenant général du roi.

Trois ans après le voyage de M. de Froidour, on parle de Barbazan devant l'Académie des Sciences, à Paris.

(1) *Lettres écrites par M. de Froidour, grand maître enquêteur, etc à M. de Héricourt et à M. de Medon, publiées par M. Paul de Castéran dans la « Revue de Gascogne », 1899.*

(2) *Mémoire du pays et des Etats de Nébouzan,* publiés par M. J. Bourdett *in Revue des Pyrénées,* 1891.

Du Clos, médecin ordinaire du roi, le cite dans ses observations sur les eaux minérales de France.

« L'Eau de Barbazan, dans le Commingeois.

« L'eau de Barbazan, prise au milieu du printemps, était limpide et sans saveur bien manifeste. Elle rendait seulement la langue un peu plus rude après l'avoir goûtée.

« Pendant l'évaporation qui s'en est faite à chaleur lente, il s'y faisait des pellicules blanches, épaisses et assez semblables à celles que fait la chaux vive à la surface de l'eau.

« L'évaporation étant achevée, ces pellicules sont restées sèches au fond des vaisseaux et en leur première forme. Leur poids était de 1/566 de celui de l'eau. Elles ne tenaient qu'environ 1/6 de sel semblable au sel commun. La terre qui était une espèce de craie blanche n'a point reçu de changement au feu. » (1)

Un siècle se passe ensuite sans qu'il soit davantage question des sources de Barbazan.

En 1785, Carrère les sort momentanément de l'oubli en leur consacrant quelques lignes dans son catalogue des stations minérales :

« Province de Gascogne. Comminges. *Barbazan* : Village situé sur la rive droite de la Garonne, à une lieue E.-N.-E. de Saint-Bertrand-de-Comminges ; deux de Saint-Gaudens ; cinq de Bagnères-de-Luchon.

(1) *Observations sur les Eaux minérales de plusieurs provinces de France, faites en l'Académie des Sciences en l'année 1670 et 1671*, par le sieur Du Clos, médecin ordinaire du roi.

« La source thermale est à un quart de lieue l'orient de ce village, dans un pré d'une ferme seigneur de Barbazan, à douze pieds d'un pe monticule. Elle est tiède.

« L'eau de cette source a fourni, dans l'évaporatio des pellicules blanches et épaisses, etc... » (l'aute reproduit ici les renseignements donnés par I Clos) (1).

Le XIXe siècle commence l'ère de la véritab vulgarisation scientifique des eaux de Barbazan.

L'heure de l'étude rationnelle des ressources q l'hydrologie peut offrir à l'art de guérir est proche.

Nous n'en sommes pas encore aux Anglada, a Fontan, aux Durand-Fardel, aux Filhol, aux Garrig qui, par un progrès constant et soutenu, vont tran former la connaissance des eaux minérales en u science dont la précision étonnera le monde savar

Mais le mouvement se crée peu à peu ; on par davantage des sources minérales si on ne les analy guère mieux que par le passé et si l'on ne songe guè à expliquer leur physiologie thérapeutique.

D'ailleurs, thérapeutique appliquée et analyse sont-elles pas liées ensemble de telle façon que c'e seulement lorsque les procédés analytiques auro acquis leur complet développement que l'on pour essayer de dégager les vraies indications thérape

(1) *Catalogue raisonné des ouvrages qui ont été publiés sur les Ea minérales*, par J.-B.-T. Carrère, 1785.

tiques (1). Le XIXe siècle arrive ; ses cinquante premières années ne sont encore que la continuation du siècle précédent.

Peu d'ouvrages sont à citer en matière d'hydrologie médicale et Barbazan, par surcroit, est laissé de côté par plusieurs.

En 1814, M. DE SAINT-ANDRÉ publie sa *Topographie du département de la Haute-Garonne.* Un article nous concerne, en voici le résumé :

« L'imperfection des connaissances acquises sur l'eau minérale de Barbazan m'a excité à des recherches auxquelles j'ai apporté toute l'attention dont j'ai été capable. Les résultats m'en ont paru assez intéressants pour être exposés dans un certain détail. Ils vont servir à faire connaître : 1° les propriétés physiques et chimiques de cette eau ; 2° la nature des principes qui la constituent minérale... etc.

« La source minérale de Barbazan, qui est abondante, est couverte et renfermée dans un très petit bâtiment d'où elle s'échappe à la faveur d'une rigole profonde, et coule à travers un pré. Elle brunit un peu la vase qui se forme sur son trajet et notamment celle où elle tombe immédiatement et sur laquelle elle séjourne intérieurement.

« De la stagnation dont je parle résulte une légère odeur de gaz hydrogène sulfuré, qui s'exhale de ce

(1) Pour se persuader de la justesse de notre affirmation on n'a qu'à lire le très remarquable ouvrage du Pr Garrigou : *Synthèse hydrologique*, 1896.

limon noirâtre. A la saveur fade que l'on éprouve d'abord en buvant cette eau, succède, un moment après en avoir avalé une certaine quantité, une saveur évidemment saline. On n'y reconnaît aucune odeur. Sa température s'est trouvée à + 15° le 4 mai, la chaleur de l'atmosphère étant à + 9 au lever du soleil ; sa pesanteur spécifique est supérieure d'un degré, moins quelques centièmes, à celle de l'eau distillée.

« L'analyse par les réactifs, propre à fournir d'avance quelques conjectures, a eu les résultats suivants......

Ici l'auteur reproduit le résultat des expériences qu'il a faites avec : la noix de galle, la teinture de tournesol, le sirop de violettes, le nitrate de mercure, le muriate de baryte, la potasse, le nitrate d'argent.

Et il continue :

« Le résidu bien sec d'une évaporation, faite avec le plus grand soin, de 16 livres d'eau, ancien poids de marc, a été de 4 gros 2 scrupules 2 grains, c'est-à-dire de 282 grains, ce qui forme un peu plus de 1/368e du liquide : la couleur du résidu était grisâtre : on y apercevait quelques cristaux irréguliers et brillants. »

Suit : l'analyse de ce résidu par l'alcool, l'eau chaude et l'eau froide, l'acide sulfurique et muriatique, opérations ayant donné des résultats que M. de Saint-André rassemble dans la formule ci-dessous :

« Seize livres de cette eau donnent :

Sulfate de chaux	223 grains
Sulfate de magnésie	99 —
Muriate de magnésie........	32 —
Carbonate de chaux........	27 —
TOTAL	282 grains

En 1831, LONGCHAMP (1) ignore Barbazan auquel, en 1837, PATISSIER ET BOUTRON font les honneurs d'un petit paragraphe suivi de l'analyse de Saint André et des observations cliniques de Dulac (2).

En 1839, dans ses *Souvenirs historiques de Saint-Bertrand*, un inconnu M. O. M., nous donne le détail, assez original suivant : « Barbazan a encore des bains placés presque dans une chaumière. »

Douze ans plus tard, en 1851, VERDO ouvre la série des auteurs qui s'occuperont, avec plus de soin désormais, des stations thermales de France, en général, et de Barbazan, en particulier.

Il ne reproduit, il est vrai que l'analyse de Saint-André mais il donne les indications suivantes : « Ces eaux sont employées dans les engorgements des viscères abdominaux, les fièvres intermittentes rebelles, les pâles couleurs, la suppression du flux menstruel ou hémorrhoïdal » (3).

La même année, CONSTANTIN JAMES ne dit rien de Barbazan, dans son *Guide pratique aux principales*

(1) *Annuaire des Eaux minérales de France*, Longchamp, 1831.
(2) *Manuel des Eaux minérales naturelles*, Patissier et Boutron, 1837.
(3) *Précis sur les Eaux minérales des Pyrénées*, Verdo, 1851.

eaux minérales et, en 1853, Fontan se borne à le placer à côté de Bagnères-de-Bigorre, d'Encausse et de Siradan, parmi les sources salines des Pyrénées (4).

Mais le moment est venu où Barbazan possèdera sa monographie particulière. C'est en 1854 qu'elle parut, sous la signature de J. C. Descaillaux (5).

Douze mois plus tôt, Filhol avait édité ses magistrales *Recherches sur les eaux minérales des Pyrénées*.

Dès sa préface, l'illustre chimiste annonce qu'il n'oubliera pas les sulfatées calciques pyrénéennes.

« Parmi les sources dont je m'occupe, en ce moment, il en est quelques-unes qui me paraissent constituer, au point de vue médical, un groupe à part ; ce sont celles de *Barbazan*, Audinac, Aulus, Capvern, qui sont en même temps, salines et ferrugineuses. »

Et, dans le corps de l'ouvrage, il consacre trois pages aux sources *Principale*, du *Saule* et du *Sureau*.

« La source de l'établissement, dit-il, a été analysée par M. André en 1814. Je l'ai analysée moi-même en 1852.

« D'après mes observations, cette source doit être classée parmi les salines séléniteuses qui renferment une assez forte proportion de fer pour qu'on puisse compter sur l'action de ce dernier.

« Cette eau est limpide, incolore ; sa saveur est

(4) *Recherches sur les Eaux minérales des Pyrénées*, Fontan, 1853.
(5) *Les trois sources de Barbazan et leurs environs*, J. C. Descaillaux, 1854.

issez franchement atramentaire ; elle laisse dégager les quantités notables d'un gaz qui est composé d'azote, d'oxygène et d'acide carbonique. On aperçoit, sur les parois et sur le fond du bassin qui la reçoit, un sédiment de couleur ocracée ».

Descaillaux met largement à contribution le travail le Filhol ; dans son livre les analyses du professeur à la Faculté des sciences de Toulouse suivent celle de St-André.

A les lire, on voit quels progrès a réalisés la science des eaux minérales, dans le court espace de quarante ans.

Ecrite sans prétentions, mais non sans charme, l'étude de Descaillaux est évidemment incomplète, mais à relire encore de nos jours. En dehors de quelques naïvetés de thérapeutique hydrologique, toutes naturelles à leur époque, elle ne manque pas de mérite.

En 1855, HERPIN, de Metz, place Barbazan, dans les sulfatées, entre Aulus et Sainte-Marie, avec 1 gr. 83 de sulfates par litre.

En 1857, DURAND-FARDEL rapproche Barbazan de Dax et de Contrexéville (sulfatées mixtes) (2).

Malheureusement, il ne donne qu'une analyse très incomplète.

C'est peu et c'est beaucoup à côté de PÉTREQUIN ET SOCQUET dont le *Traité général et pratique des Eaux*

(1) *Etudes médicales sur les principales sources d'eaux minérales de France, d'Angleterre et d'Allemagne*, Herpin de Metz, 1855.

(2) *Traité thérapeutique des Eaux minérales de France et de l'Etranger*, Max Durand-Fardel, 1857.

minérales (1859) reste muet en ce qui concerne not station.

En revanche, la même année, ROUBAUD (1) la cit avec l'analyse de Filhol.

Vers la même époque, LAMBRON ET LÉZAT, dan leur admirable livre : *les Pyrénées* (2e volum écrivent :

« Barbazan possède trois sources séléniteuses M. Descaillaux.

« La plus importante est, depuis 1846, couverte d'un baraque renfermant sept cabines de bains.

« La première a 19° ; la deuxième, éloignée de 5 mètres et appelée *source du Sureau*, à cause de l'ar bre au pied duquel elle coule, a 14° ; la troisième éloignée de 25 à 30 mètres de la deuxième et appelé *source du Saule* pour la même raison, a 16° 30.

« Sur 2 gr. 0245 de substances solides, cette ea renferme 1 g. 360 de chaux et 0.280 de magnési Elle se rapproche beaucoup de celle de Siradan de Ste-Marie. »

A dater de cette époque la plupart des ouvrage d'hydrologie parlent de Barbazan et le placent dan la catégorie des sulfatées calciques.

Citons, pour mémoire, DECAISNE, dont l'originalité en la matière, consiste à prétendre qu'on prend de bains de boue à Barbazan, comme à Dax (2) ; PAU LABARTHE, qui donne la date de la construction d

(1) *Les Eaux minérales de France*. Roubaud, 1859.
(2) *Guide Médical du voyageur*, E. Decaisne, 1864.

l'établissement thermal (1846) et affirme que les indications de Barbazan sont celles de Bagnères-de-Bigorre (1) ; CANDELLÉ (2) ; l'article du *Dictionnaire de thérapeutique* de DUJARDIN-BEAUMETZ, etc., etc.

Cela nous amène à la deuxième monographie de Barbazan, celle de FROMENT (3).

Son étude, moins considérable que celle de Descaillaux, mais plus moderne et plus scientifique, renferme de nombreux détails intéressants ; certains de ses chapitres relatifs à la pratique et à l'hygiène de la cure hydro-minérale constituent une nouveauté, en l'espèce — pour Barbazan, du moins — ; les aperçus donnés sur les indications thérapeutiques, avec observations à l'appui, appelleraient quelques réserves.

Avec Froment, nous pouvons terminer notre essai d'historique hydrologique de Barbazan.

Il nous convient cependant de mentionner encore la bonne place faite à cette station par P. DIEULAFÉ, dans sa revue des eaux sulfatées pyrénéennes (4) et d'ajouter qu'il y aurait un long résumé à consacrer, ici, aux travaux effectués par notre savant maître, le professeur GARRIGOU, sur Barbazan.

Son captage des puits Verdier a marqué dans l'histoire du captage des sources minérales et ses analyses

(1) *Les Eaux minérales et les bains de mer de la France*, P. Labarthe, 1873.

(2) *Manuel pratique de Médecine thermale*, H. Candellé, 1879.

(3) *Barbazan les Eaux. Eaux purgatives*, Froment, 1891.

(4) *Les Eaux sulfatées des Pyrénées françaises*, Dieulafé, 1901. C'est à tort que Dieulafé dit que les bains sont alimentés par la source du *Saule*. Il n'y a plus qu'une source en exploitation, la *principale*.

ont témoigné de son habituel souci de se rapprocher, le plus possible, de la vérité scientifique en pareille matière.

Les puits Verdier n'existent plus (1).

Nous nous bornerons donc à reproduire le résultat des recherches du professeur Garrigou, au chapitre des analyses.

En rappelant ces recherches, nous avons simplement pour but de ne point passer sous silence l'un des événements importants de l'histoire de Barbazan contemporain.

(1) Achetés par la compagnie des Thermes de Barbazan, ces puits qui étaient très voisins de la *Source principale* ont été comblés par leurs nouveaux propriétaires.

II

Etude climatologique, géologique et hydrologique de Barbazan

— Le Climat.
— La Géologie de la région.
— L'Etablissement thermal.
— Le Captage de la Source principale.
— Les Analyses chimiques.
— L'Analyse bactériologique.

Climatologie de Barbazan

Nous ne possédons pas de renseignements suffisants pour établir la climatologie précise de Barbazan.

Cependant, nous pouvons dire que, d'une façon générale, elle tient le milieu entre celles de Saint-Gaudens et de Bagnères-de-Luchon, les deux villes les plus voisines sur lesquelles des observations sérieuses ont déjà été publiées.

A peu de chose près, elle est la même que celle de Siradan.

C'est donc en nous inspirant des travaux déjà parus et relatifs au climat de Saint-Gaudens (TOUJAN et CHOPINET) (1), de Luchon (RACINE) (2) et de Siradan (DARTIGUES) (3), que nous essaierons de la décrire, tout en mettant à profit les remarques de DIEULAFÉ (4), sur la région de Barbazan, Encausse, Capvern.

Comme Luchon, Barbazan est compris dans les *climats de montagne moyens* et dans les climats *tempérés*.

Moins froide, en hiver et beaucoup plus chaude en

(1) Observations publiées dans la *Revue de Comminges*.
(2) *Etude climatologique, hydrologique et thérapeutique de Luchon*.
(3) *Etude médicale des eaux de Siradan*, L. Dartigues, 1900.
(4) *Les eaux sulfatées des Pyrénées françaises*.

été, qu'à Luchon; plus froide, en hiver et relativement moins chaude, en été, qu'à Saint-Gaudens, la température *moyenne* pour ces deux saisons est d'environ 4 et 21°.

Le printemps est déjà tiède (12°), l'automne ne descend pas au-dessous de ce chiffre.

Les variations dans la succession des saisons sont parfois assez brusques.

Le vent les augmente dans de notables proportions.

L'*autan* souffle quelquefois, il est chaud comme le *vent du Sud,* beaucoup plus violent et énervant, qui déprime les malades et les nerveux.

Les vents d'*Ouest* amènent généralement la pluie.

Le vent du *Nord* est froid, au printemps il provoque les gelées tardives.

Abrité par son parc magnifique, Barbazan souffre moins de la chaleur et des vents divers que le reste de la vallée.

Du reste, de mai en novembre, la température croît et décroît en décrivant une courbe régulière, à peine sensible.

La pression barométrique est de 720.

La moyenne de l'humidité relative est sensiblement la même qu'à Luchon (81° à l'hygromètre de Saussure).

Il pleut rarement en janvier et en février, davantage en mars et avril, moins en mai, en juin, en juillet et en août avec une recrudescence des jours de pluie en septembre et à l'entrée de l'automne.

La moyenne de ces jours de pluie est, annuellement, d'environ 120, chiffre inférieur à celui de Toulouse et supérieur à celui de Luchon.

La neige apparaît habituellement en décembre pour continuer en janvier et en février (depuis plusieurs années on remarque l'augmentation des jours de neige pendant ce dernier mois).

Elle est rare en mars ; il en est tombé quelquefois fin octobre et en novembre.

Mais à aucune époque elle ne séjourne dans la vallée ; elle fond rapidement sans laisser de traces, le sol, d'alluvions très perméables, l'absorbant facilement.

Les orages, comme partout ailleurs sont beaucoup plus fréquents pendant la saison chaude.

Leur maximum de fréquence est atteint en août et en septembre ; ils ont alors l'avantage de rafraîchir un peu la température.

La tension électrique maxima aurait été observée au mois de juin.

Géologie de la Région de Barbazan

Toutes les ressources hydrologiques actuelles sont concentrées dans la *source principale* qui sort, à quelques pas du pavillon de la buvette, d'une épaisse couche d'éboulis calcaires solidement agrégés entr'eux.

Son ancien captage était romain, très nettement, comme celui de Labarthe-de-Rivière.

Les vieilles sources du *Saule* et du *Sureau* — celle-ci a joué un rôle, jadis, dans le traitement des maladies des yeux — les *puits Verdier* ont disparu; on les a supprimés.

Bien que paraissant chaude en été et froide en hiver — à l'instar de la plupart des sources athermales — l'eau *principale* possède une température constante de 19°5 à 19°6.

Son débit s'élève au chiffre moyen de 25.000 litres par 24 heures.

Elle sourd du crétacé inférieur et à ce sujet, nous pouvons dire que l'étude géologique de la région de Barbazan n'est point sans intérêt (*crétacé inférieur* recouvrant le *jurassique* et aussi le *trias*, dans lequel suivant la formule admise par Jacquot pour les Pyrénées, les sources se chargent surtout de sulfates calcaires et magnésiens. Pour les Alpes, ce sont les chlorurées qui prédominent.)

Cette étude, le Pr Garrigou l'a faite, il y a trente ans, dans sa puissante *Monographie de Bagnères-de-Luchon*, et son distingué élève, notre ami le Dr Racine, en a reproduit un aperçu dans la coupe de la vallée de la Garonne — des monts Maudits à Montréjeau — que renferme sa savante thèse sur les bains luchonnais (1).

(1) *Etude climatologique, hydrologique et thérapeutique de Bagnères de-Luchon*, Racine, 1898.

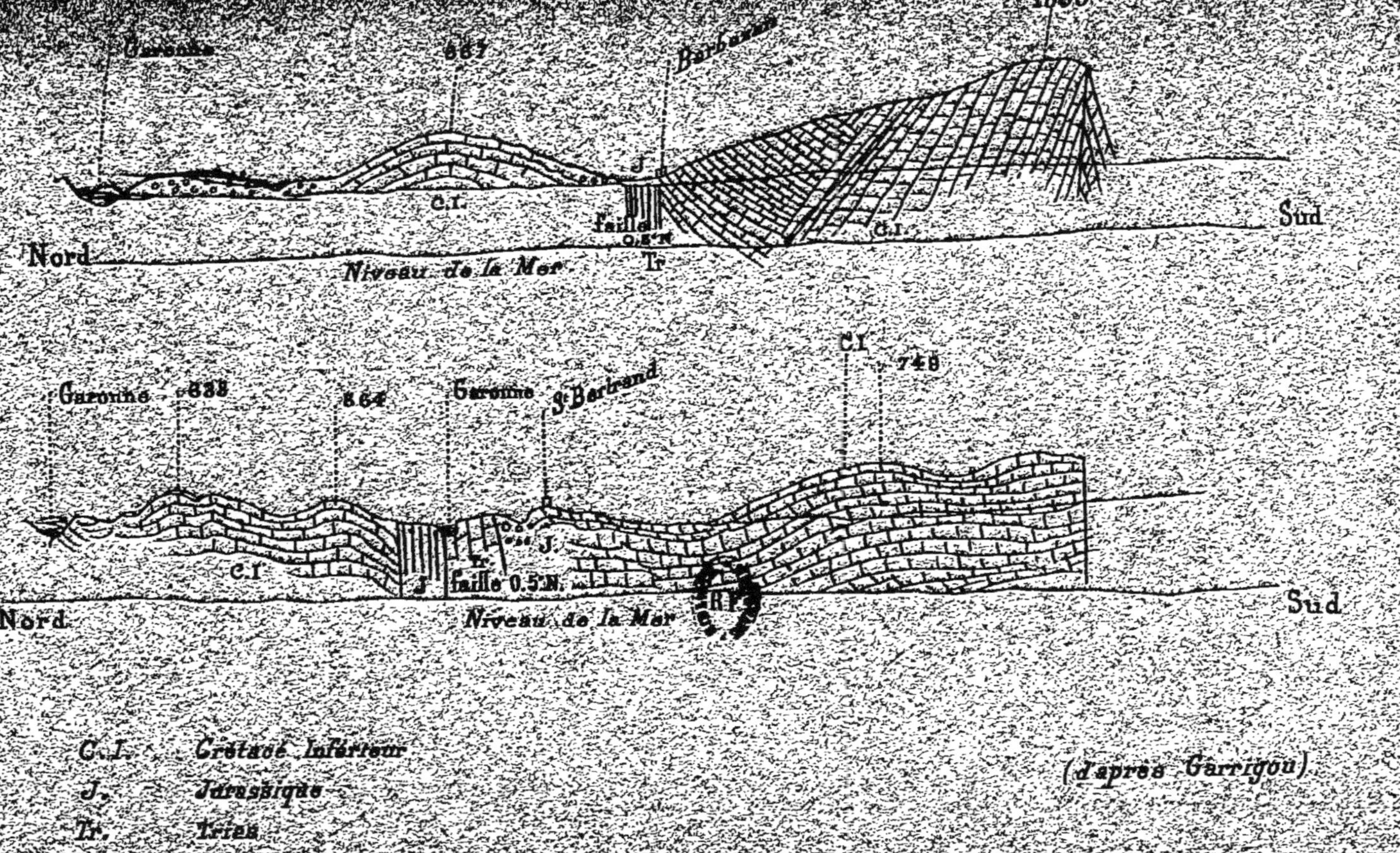
Garonne
667
Barbazan
1000
J
C.I.
faille 0.5 N
C.I.
Sud
Nord
Niveau de la Mer
Tr
Garonne
838
864
Garonne
St Bertrand
C.I
748
J.
Tr
C.I
J
faille 0.5 N.
Sud
Nord
Niveau de la Mer
C.I. Crétacé Inférieur
J. Jurassique
Tr. Trias
(d'après Garrigou)

« Entre Barbazan et Ore, dit Garrigou, le crétacé inférieur recouvre le jurassique visible dans le bas de la montagne. A Barbazan, le trias se montre encore de nouveau sous le jurassique redressés tous deux par une troisième faille O.5° N. parallèles aux deux précédentes. Les eaux de Barbazan à elles seules devraient faire devenir la présence du trias, à cause de leur composition : sulfatées calciques et magnésiennes.

« De ce point, le crétacé inférieur et le jurassique forment encore les mamelons du N. de Barbazan qui vont se perdre sous les dépôts glaciaires et alluviens de la plaine de Montréjeau.

« On peut voir au N. et au S. de Barbazan des dépôts glaciaires anciens, formés de cailloux et de blocs roulés spécialement, s'élever sur les flancs de la montagne jusqu'à un niveau de 600 mètres au moins » (1).

De l'autre côté du cirque de Barbazan, les montagnes de Saint-Bertrand qui bordent la rive gauche de la Garonne, dont la vallée paraît plutôt une vallée de plissements et de fracture que d'érosion, sont encore formées de jurassique recouvrant le crétacé inférieur avec, à leur base des dépôts glaciaires, moraines latérales, provenant du gigantesque glacier descendant de la crête des Pyrénées vers la plaine de Montréjeau aux temps primitifs.

D'abord occupé par l'immense mer de glace dont les vestiges se retrouvent dans le renflement des vallées

(1) *Monographie de Bagnères-de-Luchon*, Garrigou, 1872. — Les failles parallèles O. 5° N. ont été signalées aussi par Magnan.

supérieures de la Garonne et de la Pique, le cirque de Barbazan a, probablement servi de cuvette à un lac dont les eaux retenues au sud par les barrages déposés par le glacier, au point le plus rétréci, ont peu à peu constitué le fond tel qu'il est, dépôt de sables et de cailloux entraînés par les torrents, recouvert, plus tard, par les alluvions du fleuve.

Pourrait-on faire remonter les origines du lac actuel de Barbazan au grand lac glaciaire? Nous ne le pensons pas.

M. Emile Belloc, dont les savantes études lacustres dans le bassin pyrénéen font autorité en la matière, affirme que Barbazan, comme Saint-Pé d'Ardet, possède un lac dû simplement à l'effondrement du sol.

« L'étendue et la profondeur de ces petites pièces d'eau, écrit-il, ont considérablement diminué depuis leur formation. L'apport des matières détritiques et alluviales a été tellement abondant, que le fond des cuvettes en question est devenu à peu près plat.

« Les lacs de Barbazan et de Saint-Pé-d'Ardet sont actuellement peu profonds, puisqu'ils mesurent respectivement 8 mètres et 7m50 » (1).

Nous sommes loin des histoires narrées sur ce sujet, par le bon M. de Froidour.

(1) *Nouvelles explorations lacustres*, E. Belloc, 1894
Les lacs de Lourdes et de la région sous-pyrénéenne, E. Belloc, 1896

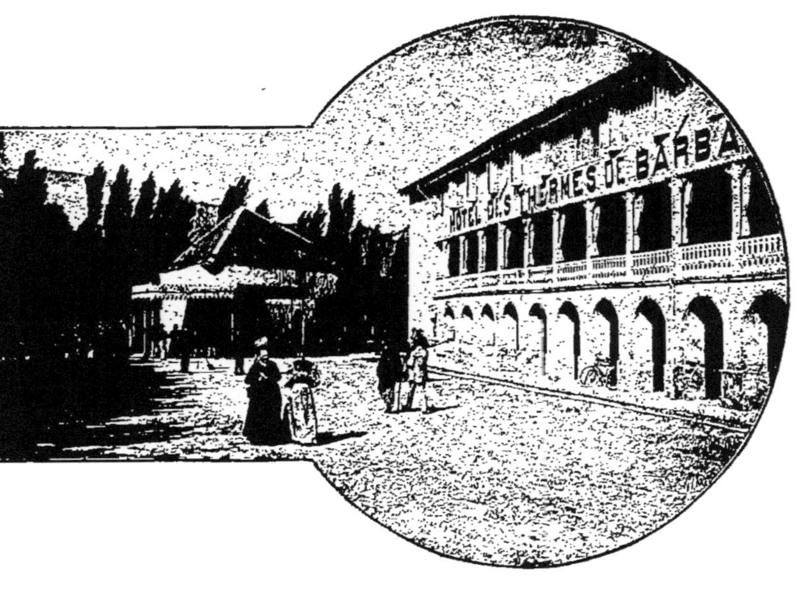

BARBAZAN. — L'Etablissement thermal

p. 39

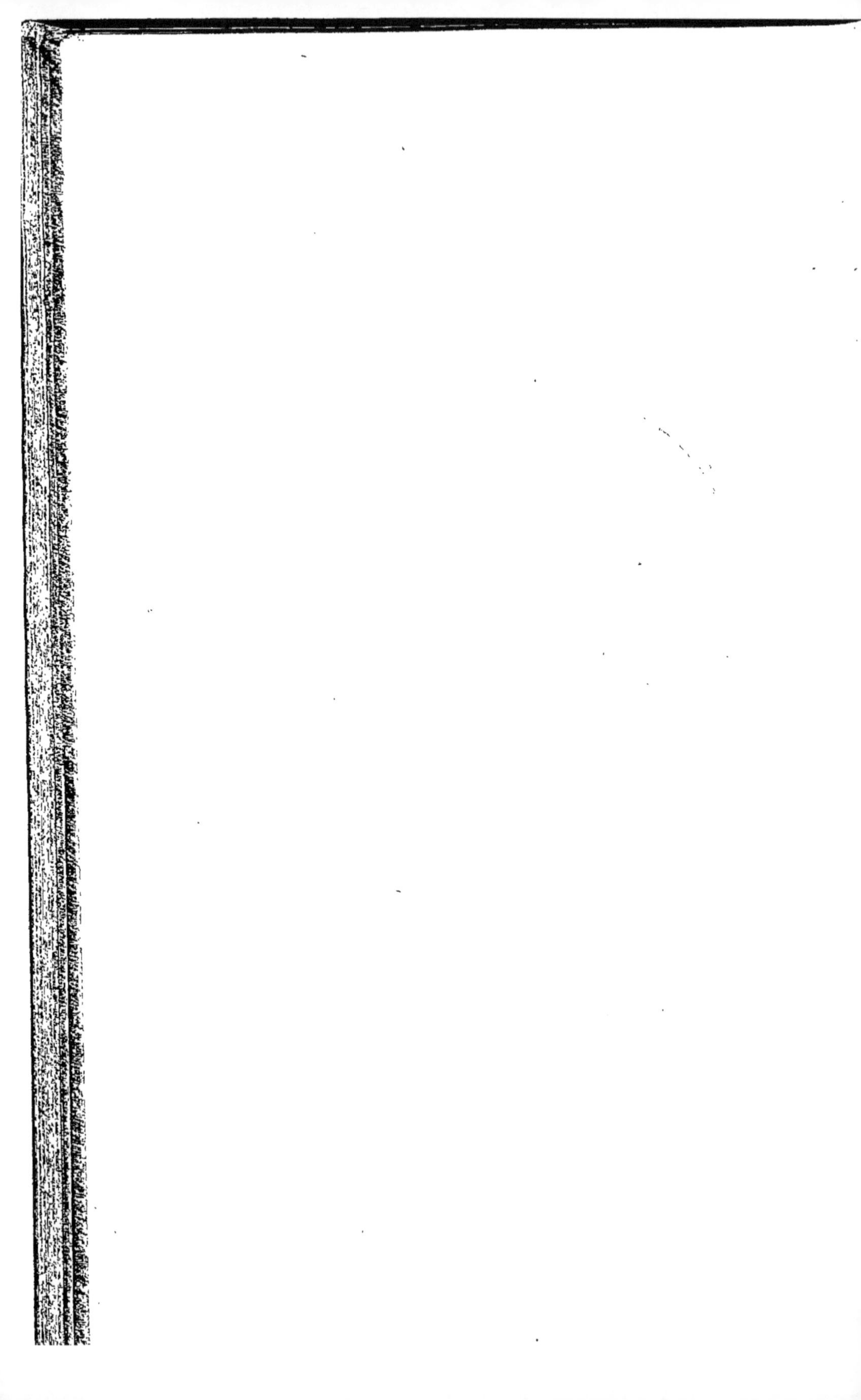

L'Etablissement Thermal

L'établissement actuel de Barbazan, datant de 1846, est situé à une altitude de 450 mètres au-dessus du niveau de la mer et à 800 mètres environ de la station Loures-Barbazan (chemin de fer de Montréjeau à Luchon).

Exposé au levant, il regarde les magnifiques forêts de Lahage (forêts de hêtre : *Fagus* devenu *Hagus* par transformation gasconne de l'F en H) qui couvrent le versant des montagnes calcaires descendues des Pyrénées et accompagnant le lit de la Garonne.

Il se compose d'un grand corps de bâtiment, formé d'un rez-de-chaussée avec promenoir couvert, en forme de péristyle, où s'ouvrent les cabines de bains et de douches ; et de deux étages occupés par les chambres de l'Hôtel des Thermes.

A quelques mètres, au sud-est, se trouve la buvette.

En face, de l'autre côté d'un terre-plein qui décrit une sorte d'arc de cercle, quelques kiosques élégants sont bâtis (billard, souvenirs de Barbazan, etc.).

Un vaste parc, très ombragé, s'étend derrière la construction principale depuis la chapelle — non encore terminée — jusqu'à la villa Ferras qui vient d'être achetée par les Bains de Barbazan.

Çà et là, dans les arbres, apparaissent quelques

chalets minuscules ajoutant encore à la beauté d paysage : ce sont les pavillons des marchands bouillon d'herbes, précédant ou suivant des édicul dont le nombre vient encore de s'accroître considér blement — ce qui prouve leur incontestable utilité pareil lieu — water-closets pour hommes et po dames, parfaitement tenus.

Les cabines de bain, assez spacieuses, sont au no bre de 9.

Une grande salle de douche avec déshabilloir ser l'hydrothérapie. L'eau des appareils, montée da un réservoir qui domine le bâtiment central, possè une pression de dix mètres. Elle sert à donner d douches à colonne et des douches en pluie, chaud tièdes ou froides.

Un bureau de dépêches, une installation téléph nique reliant l'établissement à Loures, un restaura avec table d'hôte et petites tables, un café, so encore à la disposition des baigneurs et des buveu dont le nombre augmente chaque année.

Logés à l'établissement même, à Barbazan, ou Loures, coquette bourgade de 500 habitants, situ sur la rive gauche de la Garonne, au milieu mê du cirque qui s'étend du château de Barbazan à cathédrale de Saint-Bertrand et que le fleuve cou en deux parties inégales, ils ont dépassé, en 1900, chiffre de 5.000.

Grâce aux améliorations nombreuses apportées p le nouveau propriétaire des sources, ils auront dou d'ici à peu de temps.

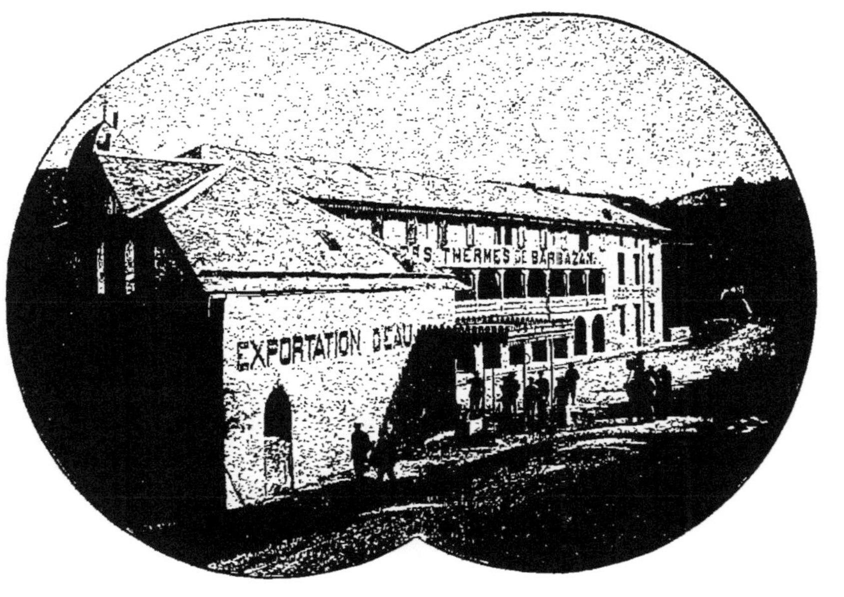

Barbazan. — Pavillon de la buvette

p. 43

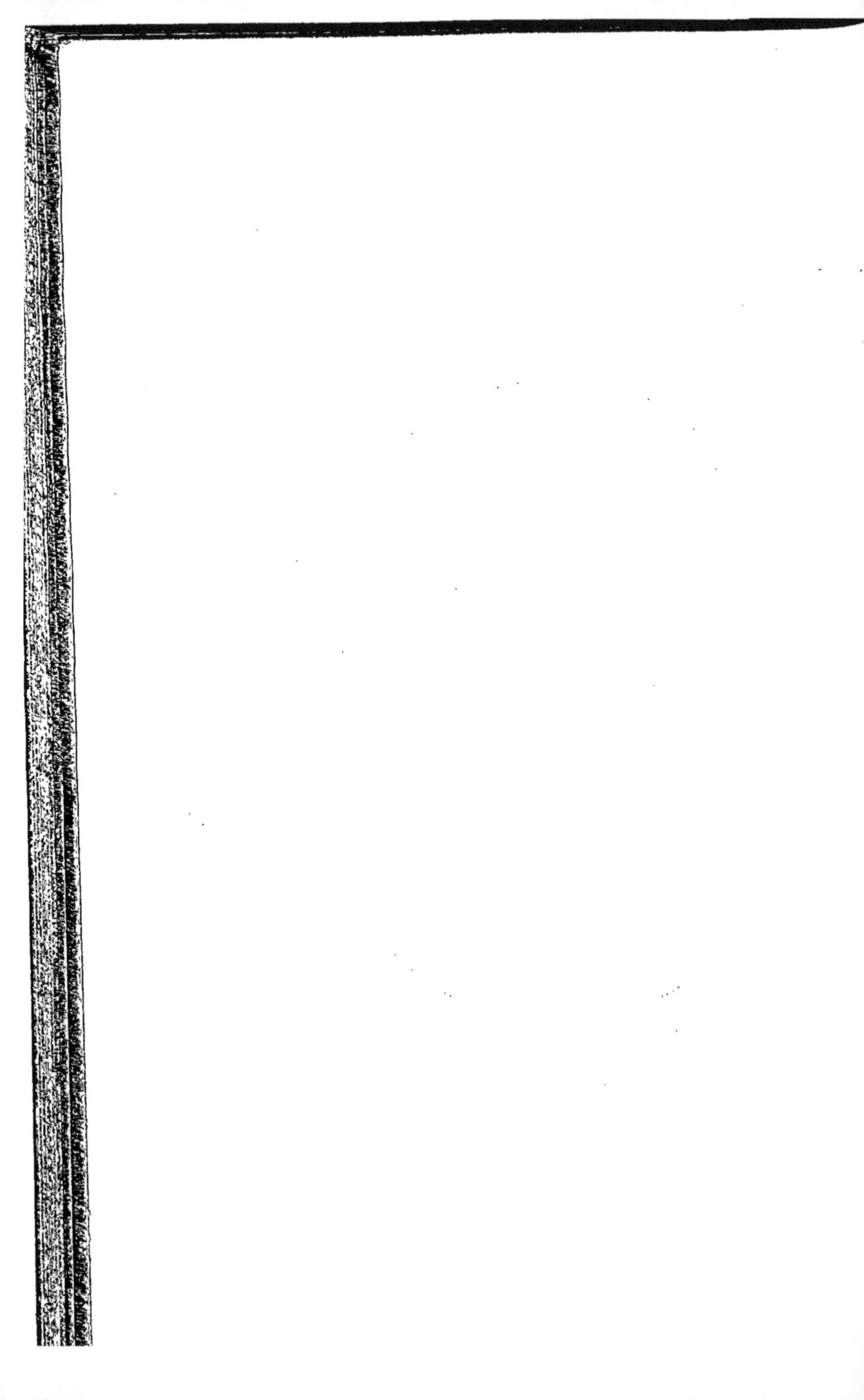

Captage de Barbazan

Si nous consacrons un chapitre spécial au captage de la *source Principale* de Barbazan, c'est que nous croyons que la question ne manque pas d'intérêt ; elle nous paraît, d'ailleurs, capitale pour bien des stations thermales.

La première des conditions pour mettre une eau minérale en exploitation rationnelle n'est pas seulement d'avoir cette eau, mais encore de la posséder telle qu'elle émerge du sol, telle qu'elle sort de la roche en place.

Le captage scientifique n'a donc pas seulement pour but de s'emparer d'un griffon, pour s'en servir dans les meilleures conditions d'utilisation matérielle.

Il doit préserver la source de toute influence étrangère et s'opposer par conséquent, dans la mesure du possible, à toutes les modifications chimiques, physiques et biologiques que le contact de l'air extérieur, ou la traversée des terrains meubles voisins, peuvent amener.

Les Romains comprirent si bien l'importance de l'art du captage qu'ils excellèrent à le mettre en pratique.

Leurs ingénieurs spéciaux avaient des règles rigoureuses à ce sujet.

Et leurs travaux furent d'une solidité telle qu'ils on duré, pour la plupart, de l'époque romaine jusques a commencement du XIXe siècle.

Le captage définitif et actuel de la *source Princi pale* — dont nous donnons, ci-contre, une coupe trè exacte — a été exécuté en 1894, d'après les plans e sous la surveillance de M. Robert d'Welles, ingé nieur toulousain dont les connaissances spéciales son hautement appréciées.

Les essais, précédemment faits, constituaient u progrès évident pour l'exploitation normale de l source.

Mais la précision apportée par M. d'Welles à so œuvre n'avait jamais été atteinte, car l'eau qui, d'aprè Filhol, émergeait du sol à la température de 19°6 environ, ne possédait plus que 17° aux robinets de l buvette. Aujourd'hui, la thermalité de la sourc paraît invariable et ne subit aucune modification dan son trajet du point d'émergence au point de débi puisque le Professeur Destrem, de la Faculté des scien ces de Toulouse, lui a trouvé le chiffre constant d 19°-9, en prenant la température dans un récipien placé sous l'un des robinets.

Le captage prend l'eau à six mètres de profondeu sur le griffon même qui est protégé, de toutes parts par une maçonnerie hydraulique (K) d'un mètr d'épaisseur. Une forte couche de cailloux, de gravier et de sable (F. G. H. I. J.) forme le fond de la cuv de captage, sur une épaisseur d'un mètre également et constitue une sorte de filtre artificiel.

CAPTAGE DE LA SOURCE

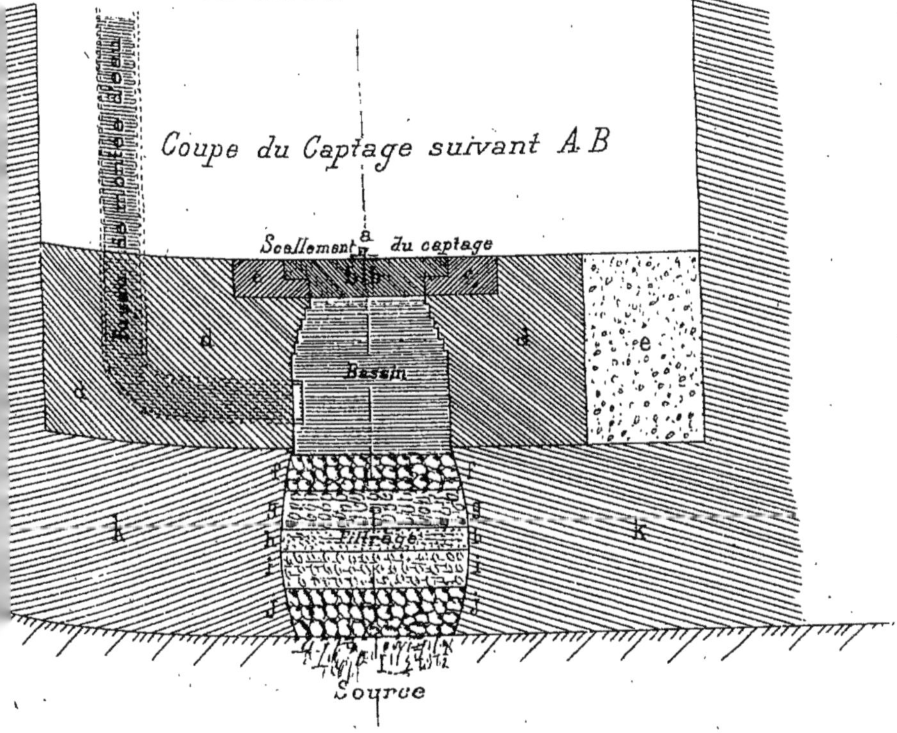

Coupe du Captage suivant AB

Scellement du captage

Bassin

Filtrage

Source

PLAN SUPÉRIEUR DU CAPTAGE

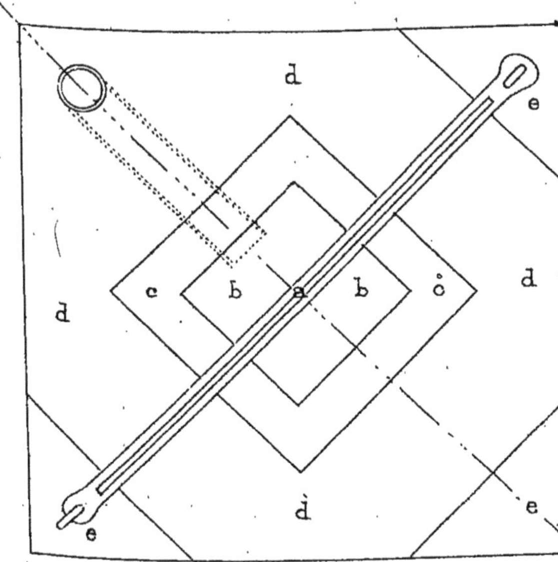

LÉGENDE

—

- **a** Barre de sûreté en fer.
- **b** Dalle-clef scellée.
- **c** Dalle-tampon scellée.
- **d** Maçonnerie de ciment.
- **e** Béton de ciment.
- **f** Couche de cailloux.
- **g** Couche de gravier.
- **h** Couche de sable.
- **i** Couche de gravier.
- **j** Couche de cailloux.
- **k** Maçonnerie hydraulique.
- **l** Source minérale jaillissante captée à 6m00 de profondeur.

Echelle 0.025 p. m.

L'eau minérale, après avoir traversé ce filtre, monte dans le bassin de captage d'où des tuyaux de canalisation la mènent directement, sous terre, aux robinets distributeurs de la buvette, situés à une distance d'environ dix mètres.

Les robinets coulent à plein jet, sous la seule pression de l'eau, ainsi que le robinet de décharge qui fonctionne la nuit et pendant la saison d'hiver, dans un déversoir intérieur et fermé.

La partie supérieure du bassin de captage comprend une dalle tampon, en pierre, de $0^{m}20$ d'épaisseur sur $0^{m}84$ de côté (CC) qui supporte une dalle clef (BB) construite dans les mêmes conditions, scellée au ciment et commandée, en outre, par une solide barre de fer (A) qui bloque intimement l'ensemble et le rend inaccessible.

Dans ces conditions, il semble que le captage de la *source Principale* de Barbazan présente toutes les garanties désirables et réponde aux *desiderata* formulés par l'Académie de médecine, en pareille matière.

L'analyse bactériologique faite à Toulouse, et dont les résultats sont demeurés négatifs, indique nettement que la source reste à l'abri de toutes les causes de contamination extérieure.

Et la chose valait la peine d'être signalée.

Analyses des Eaux de Barbazan

1° *Analyse de Du Clos, 1670* :

Pour cette analyse, ultra-élémentaire, nous renvoyons aux renseignements fournis plus haut, dans l'historique de Barbazan.

2° *Analyse de Saint-André, 1814* :

Sulfate de chaux	223 grains
Sulfate de magnésie	99
Muriate de magnésie	32 grains
Carbonate de chaux	27 grains
TOTAL	282 grains de résidu

pour 16 livres d'eau, ancien poids de marc.

3° *Analyses de Filhol, 1852* :

SOURCE PRINCIPALE

Sulfate de chaux		1 g. 5040
— de magnésie		0 g. 3080
— de soude		0 g. 0180
Carbonate de chaux		0 g. 1300
— de magnésie		0 g. 0540
Chlorure de sodium		0 g. 0090
— de calcium	traces	
— de magnésium	traces	
Silice		0 g. 0140
Oxyde de fer		0 g. 0015
Iode	traces	
Magnésie	traces	
Phosphates	traces	
Matière organique	traces	
TOTAL		2 g. 0385

	SOURCE DU SAULE	SOURCE DU SUREAU
Sulfate de chaux	0 g. 448	0 g. 534
— de magnésie	0 g. 190	0 g. 220
Chlorure de sodium	0 g. 061	0 g. 054
Carbonate de chaux	0 g. 079	0 g. 087
— de magnésie	0 g. 017	0 g. 015
	0 g. 795	0 g. 910

L'analyse de Filhol, reproduite par Froment, est inexacte.

Analyse de Garrigou :

PUITS VERDIER (aujourd'hui confondus avec la *Source principale*) :

	Nº 1	Nº 2	Nº 3
Sulfate de chaux	0.564	1.527	1.527
— de magnésie	—	0.176	0.176
— de soude	0.023	0.061	0.061
Carbonate de chaux	0.152	—	—
— de Magnésie	0.084	0.099	0.099
Chlorure de sodium	0.016	—	—
— de magnésium	—	—	0.009
Silice	0.014	0.019	0.019
Peroxyde de fer	traces	traces nettes	traces nettes
TOTAL	0.853	1.891	1.901

Garrigou a, en outre, signalé la présence des acides nitrique et phosphorique, de la potasse, de la lithine, du manganèse, du plomb, du cuivre, de l'arsenic, de l'iode, du brome, de la baryte, de l'alumine, de la strontiane et, dans les puits 2 et 3, de matières organiques. (1)

(1) *Dictionnaire de Thérapeutique de Dujardin-Beaumetz* (Article *Barbazan*).

Analyse de Destrem, 1901 (inédite) :

Température au griffon (15 octobre 1901), 19°9

Acide carbonique libre		
Carbonate de calcium		0 g. 1091
— de magnésium		0 g. 0039
— terreux		0 g. 0018
Phosphates	traces	
Alumine	traces.	
Matière organique	traces.	
Sulfate de calcium		1 g. 7311
— de magnésium		0 g. 2107
— de sodium		0 g. 0201
Chlorure de sodium		0 g. 0119
— de potassium	traces	
— de magnésium	traces.	
— de calcium	traces.	
		2 g. 1056

Analyse bactériologique des Eaux de Barbazan

(1901. Inédite)

On sait quelle importance a prise, depuis quelq[illegible] années, en hygiène, l'examen bactériologique [illegible] eaux de source.

L'Académie de médecine a proposé de faire figu[illegible] en mention spéciale, les recherches effectuées da[illegible] ce sens, sur le tableau des analyses des eaux des[illegible] nées à l'alimentation publique.

Une eau potable n'est plus, seulement, celle dont la qualité et la quantité des principes minéraux qu'elle renferme répondent aux données établies, en cette matière, par l'expérimentation scientifique.

L'eau potable est celle qui ne contient aucun germe pathogène ou susceptible de le devenir, tels que le bacille d'Eberth, les coli-bacilles, le vibrion cholérique, etc...

Au reste, il serait inexact de croire que ces micro-organismes sont les seuls qui peuvent se trouver dans les eaux de source.

La liste est longue des *cocci* et des bacilles chromogènes ou non, liquéfiant la gélatine ou ne la liquéfiant pas, retrouvés au griffon des sources réputées les plus pures.

Micro-organismes vulgaires on ne leur prête, peut-être à tort, aucune importance.

« Les bactéries, en nombre d'ailleurs restreint, capables d'engendrer quelques maladies particulières à l'homme, telles que la fièvre typhoïde et le choléra » comme l'écrit P. Miquel (1) et le *bacillus coli communis*, que tous les animaux hébergent dans leur intestin et que le même auteur croit « aussi répandu autour de nous que les bacilles subtils » ont, seuls, retenu l'attention des micrographes et des hygiénistes.

Cela dit, voici le résultat de l'examen bactériologique de la *Source Principale* de Barbazan, pratiqué

(1) *Annuaire de l'observatoire de Montsouris 1900, partie micrographique.*

par un savant bactériologiste de Toulouse (1

« 1° Dix centimètres cubes d'eau sont, directeme recueillis au griffon et, immédiatement répartis d dix tubes de gélatine préalablement liquéfiée.

« Le contenu de chacun de ces tubes est étalé d une boîte Pétri.

« Ces boîtes maintenues à l'étuve (22°) pendant jours, *restent stériles*.

« 2° Cinquante centimètres cubes d'eau, recuei dans les mêmes conditions, sont ajoutés à cent c timètres cubes de bouillon peptone additionné de pour cent de gélatine.

« Le matras Pasteur qui contient ce mélange laissé à l'étuve, à 37°, pendant un mois.

« Le bouillon reste complètement transparent e ne se produit *aucun développement microbien*.

« Conclusion : Les eaux de Barbazan doivent considérées, au point de vue microbiologique, com des *eaux extrêmement pures*. »

Il est inutile, nous semble-t-il, d'ajouter le moin commentaire à ces conclusions.

Elles sont suffisamment explicites par elles-mêm

(1) Nous regrettons que sa trop grande modestie nous empêche de son nom.

Recherche des Métaux dans les eaux de Barbazan

(1901. Inédit)

Les eaux de Barbazan, que nous avons analysées au point de vue de leur métallisation, dans le laboratoire particulier du Professeur Garrigou, ont donné des résultats qui confirment ceux que notre savant maître avait déjà publiés au sujet du puits Verdier.

Pour procéder à nos recherches, nous nous sommes servis du nouveau mode d'analyse dû au Professeur Garrigou.

Vingt-cinq litres d'eau de la *Source Principale* ont été soumis, dans une bonbonne, à l'action de l'hydrate de baryte finement pulvérisé. Le mélange vigoureusement agité à diverses reprises, puis laissé au repos, a donné naissance à un précipité que nous avons séparé par décantation, à l'aide d'un syphon de verre, lorsque l'eau a eu repris sa première limpidité.

Le précipité, remis dans une éprouvette en même temps que l'eau non décantée, a été abandonné pendant vingt-quatre heures et à l'abri des poussières.

Après vingt-quatre heures, nous avons décanté le liquide qui surnageait.

Plusieurs lavages ont alors été faits par l'eau di tillée, d'une pureté absolue et par décantation.

Finalement, le précipité, desséché avec toutes l précautions voulues, a été attaqué par l'acide chlorh drique bouillant. On a laissé reposer et une nouve décantation, suivie de plusieurs lavages, a permis séparer toute la solution chlorhydrique, qui a été év porée à siccité, au bain-marie, après addition d'aci azotique.

Le résidu, chauffé pendant vingt-quatre heur à 120°, a été repris plusieurs fois par de l'acide chl rhydrique étendu et évaporé chaque fois, com précédemment.

Enfin, il a été dissous dans de l'acide chlorhydriq à 1/10 et filtré.

Le liquide limpide, traité pendant vingt-quatre h res par un courant d'acide sulfurique à chaud (35° été conservé, durant quarante-huit heures, dans flacon qui le contenait et qui avait été soigneusem bouché, sans forcer le bouchon, et placé dans u étuve à 40°.

Il s'est formé un dépôt blanc, jaunâtre et brunât

Ce dépôt, recueilli sur un filtre et examiné sous yeux de M. Garrigou, par le procédé des flammes Bunsen, a fourni toutes les réactions permettant caractériser la présence, entr'autres métaux, de l' senic (assez abondant) et du cuivre (à l'état de trac

Dans le liquide chlorhydrique filtré, nous av constaté la présence du fer.

Il y a donc, dans l'eau de Barbazan, en outre

substances décelées par l'analyse ordinaire, des quantités plus ou moins notables d'arsenic, de cuivre et de fer.

En faisant une contre-épreuve sur cinq litres de la même eau, le Professeur Garrigou a pu très nettement caractériser la présence des métaux que nous venons de signaler.

III

Etude Thérapeutique de Barbazan

— **Indications thérapeutiques générales des eaux sulfatées.**
— **Action physiologique des eaux de Barbazan.**
— **Indications thérapeutiques des eaux de Barbazan,**
Action diurétique.
Action purgative.
Indications secondaires et cure préparatoire.
— **La pratique médicale ancienne de Barbazan.**
— **Conclusion.**

Indications Thérapeutiques Générales des eaux sulfatées

Quelles sont les propriétés physiologiques et thérapeutiques des eaux sulfatées envisagées d'une façon générale ?

Avant de répondre à cette question, il convient d'abord d'établir nettement ce qu'est une eau minérale.

Pendant longtemps, on s'en est peu soucié ; l'hydrologie médicale reposait tout entière sur l'empirisme et la routine.

Le *Quid divinum* était la raison suffisante des phénomènes observés dans son application, l'argument suprême des rares discussions qu'elle soulevait.

Puis, grâce aux progrès de l'analyse, on divisa les sources minérales suivant la nature du principe qui dominait leur minéralisation.

Cette division subsiste encore, comme sont restés les groupements hypothétiques trop légèrement substitués, peut-être, aux analyses simples.

La prédominance du bicarbonate de soude, par exemple, a servi à la création de la classe des bicarbonatées sodiques ; celui du soufre à celle des sulfureuses, etc...

Et, à chacune d'elles, on attribua les vertus théra-peutiques du sel ou du corps l'emportant sur les autre à l'examen.

C'était, déjà, un grand pas fait en avant dans la voie de la vérité.

Mais, peu à peu, chimistes et hydrologues s'aper-çurent que, telle qu'elle, la théorie ne suffisait poin et que cette sélection de nature particulière ne pou-vait, en raison de son caractère trop général, qu donner des indications incomplètes.

C'est alors que l'étude des eaux médicinales natu-relles prit le développement qu'elle possède aujou d'hui.

Observations d'ordre purement physique : temp-rature, pouvoir électrophère ; observations chimiqu plus intimes : recherche des métaux et des alcaloïde observations biologiques : analyse bactériologiqu vinrent se joindre aux procédés d'examen déjà connu

Et de l'ensemble des résultats de la sorte acqu sortirent — en se rapprochant le plus possible de réalité scientifique — les indications rationnelles d eaux minérales, conclusions, rationnelles aussi, leur connaissance plus approfondie.

Il y a vingt cinq ans, un quart de siècle, que Pr Garrigou s'efforçait d'en arriver à ces conclusion

Dans la séance de la *Société d'Hydrologie Mé-cale de Paris*, en date du 7 novembre 1899, Pr Albert Robin, membre de l'Académie de m-decine, le Dr Cazeau et le chimiste Frœnkel reconnu que les effets si remarquables obtenus la source Vieille des Eaux-Bonnes, étaient dûs à l'ensemble des métaux que le Pr Garrigou y avait découverts.

Et ils ont fait remarquer que c'était au Pr Garrigou que « revenait l'honneur d'avoir définitivement donné à l'hydrologie médicale, le véritable moyen de connaître à fond la composition intime d'un remède naturel *employé jusqu'ici, d'une manière empirique et peu encourageante pour les malades.* »

Ainsi que le disait le Dr Racine, dans son étude sur le traitement de la tuberculose pulmonaire par les eaux sulfurées (1) ; « les sources minérales sont « comme une association médicamenteuse, remplissant un rôle analogue à celui des associations microbiennes, mais avec un résultat directement opposé. »

Eaux minérales : association médicamenteuse, voilà la meilleure réponse qui peut être faite à la question que nous posions au début de ce chapitre.

Et c'est sur l'ensemble constituant cette association qu'il faut s'appuyer pour énumérer les indications vraies de ces eaux.

Prenons donc l'analyse, aussi complète que possible, d'une sulfatée calcique dans le genre de la *Source Principale* de Barbazan et voyons quels sont les principes qu'elle renferme.

(1) *Contribution à l'Etude du traitement de la Tuberculose pulmonaire par les Eaux sulfurées.* Racine 1898.

FILHOL, dit :

Sulfate de chaux, de magnésie et de soude ;
Carbonates de chaux et de magnésie ;
Chlorures de sodium, de calcium et de magnésium ;
Silice ;
Fer ;
Iode ;
Manganèse ;
Phosphates ;
Matières organiques.

Et GARRIGOU :

Silice ;
Chlore ;
Acide carbonique ;
Acide sulfurique ;
Soude ;
Lithine ;
Potasse,
Chaux ;
Magnésie ;
Fer ;
Arsenic ;
Matières organiques ;

A quoi correspondent chacun de ces éléments, en matière de thérapeutique ?

Le Pr GARRIGOU nous l'indique dans sa *Synthèse hydrologique.*

Acide sulfurique et sulfates : action purgative et diurétique.

Acide carbonique : action stimulante sur la peau et et les muqueuses, action digestive.

Silice : action antifermentescible ; action très nette contre la cystite purulente et la goutte.

Chlore : active les échanges et favorise les oxydations.

Chaux : diurétique (carbonate) et purgative (sulfate).

Magnésie : purgative et diurétique (sulfate).

Soude : laxative et purgative (sulfate).

Lithine : diurétique, favorise chimiquement l'élimination de l'acide urique.

Fer : régénère le globule sanguin.

Arsenic : stimule les fonctions nutritives et entrave la dénutrition.

Iode : tonique du système vasculaire.

Manganèse : adjuvant du fer dans la régénération des globules.

Matières organiques : action à déterminer par l'étude de certains alcaloïdes qu'elles contiennent.

Si nous reprenons, un à un, les principaux de ces éléments minéralisateurs, nous voyons que le *sulfate de chaux*, en solution étendue, provoque après l'ingestion d'une certaine quantité de cette solution, des phénomènes d'intolérance gastrique avec régurgitations et nausées et peut déterminer une véritable indigestion.

A petite dose il est, comme tous les alcalins, diurétique et laxatif.

D'après BOULOUMIÉ, il diminuerait notablement la fabrication et l'excrétion de l'acide urique.

Le *sulfate de magnésie*, en petite quantité, est absorbé par l'organisme, il ne purge pas mais il agit sur le filtre rénal en amenant une légère diurèse.

A dose plus élevée, il purge, probablement comme hydragogue, en provoquant une osmose aqueuse considérable à travers les vaisseaux capillaires de l'in testin. C'est un déshydratant de l'organisme qui lav le sang tout en diminuant sa masse et en abaissant s tension.

Le *sulfate de soude* agit de la même façon.

Classé par FONSSAGRIVES dans la troisième cat gorie des composés sodiques, celle des purgatifs, et mieux étudié d'entr'eux, il s'élimine d'abord par rein, puis par la muqueuse intestinale si l'émunctoi rénal est insuffisant (LAVERAN).

Diurétique, par conséquent, il favorise l'éliminati des produits des oxydations intenses et anormales.

Au dire de SEEGEN, il diminuerait l'excrétion l'urée dans la proportion de 20 p. 0/0.

Et d'après RUTHERFORD (1), il joindrait à son acti évacuante une action cholagogue précieuse dans traitement des maladies du foie.

Enfin le *carbonate de magnésie* est absorbant anti-acide.

On peut donc conclure de toutes ces considératio que les eaux sulfatées, du type de celle que no examinons, agissent :

1° Par leur action diurétique ;

2° Par leur action purgative ;

Ce qui leur donne des indications rationnel spéciales pour les cas nettement déterminés où convient de forcer les éliminations soit rénales, s intestinales, dans des buts divers ;

(1) *Bulletin de thérapeutique*, 1880.

3° En activant les échanges, en favorisant les oxydations, en stimulant les fonctions nutritives et, quelquefois — par excès — en les diminuant (traitement de l'obésité), en modifiant les sécrétions, et en régénérant le globule sanguin.

Les sources sulfatées, du genre de la *Source Principale* de Barbazan, possèdent, par conséquent, comme indications réelles :

1° Celles tirées de leur action diurétique ;

2° Celles tirées de leur action purgative ;

qui sont des indications principales, à côté

3° des indications secondaires, fournies par l'interprétation des résultats donnés par l'analyse complète ou regardant ce que nous appellerons, avec le professeur Garrigou : la *cure préparatoire.*

Action physiologique des Eaux de Barbazan

Barbazan est surtout une station de boisson.

Les malades qui la fréquentent se soignent principalement par les nombreux verres d'eau qu'ils empruntent aux robinets de la *Source Principale* et qu'ils absorbent, parfois, sans compter.

On cite, au pavillon de la buvette, l'exemple de

deux paysans du Gers qui n'ingéraient pas moi de vingt verres d'eau par matinée, durant les hu jours que durait leur cure.

Evidemment, on ne saurait trop mettre en gard contre une semblable pratique, la plupart des ge envoyés à Barbazan.

C'est une grosse erreur que de croire que les sulf tées calciques jouissent du privilège de ne nuire personne quelle que soit la quantité qu'on en boit.

Les phénomènes du début du traitement indique d'une façon très nette qu'une grande prudence est mise en semblable matière.

Le plus souvent l'eau de Barbazan commence p amener une gêne considérable, un sentiment pesanteur très pénible du côté de l'estomac, si elle prise sans mesure.

Le malade, embarrassé par la quantité anorma de liquide qu'il a ingéré, ressent tout d'abord phénomènes d'une véritable indigestion prochain il a des nausées, des vertiges, quelquefois des vom sements.

Puis l'absorption se faisant, il se congestionne, plaint de palpitations cardiaques, de lourdeur tête.

L'hypertension vasculaire, amenée par l'invasi du torrent circulatoire par l'eau qui noie pour ai dire l'organisme, gagne peu à peu le maximum ju qu'au moment où la détente se produit, la crise fav rable arrive, celle qui se résoudra par une diure considérable et un effet purgatif très marqué.

Énumérer ces phénomènes, c'est indiquer le danger qu'il y aurait, pour certains du moins, à les exagérer de sa propre autorité.

D'ailleurs rien n'indique que de fortes doses d'eau sulfatée calcique produisent de meilleurs effets que des doses moyennes.

Et l'on ne peut que gagner à suivre un traitement rationnellement, prudemment mené, plutôt que de se livrer à toutes sortes de fantaisies, qui changeraient la cure normale en une espèce de sport, n'ayant rien de commun avec le simple bon sens.

Ces réserves faites sur la façon dont on doit boire, à Barbazan, et avant d'entrer dans l'examen des indications spéciales de cette station, nous consacrerons quelques pages à l'étude de l'action physiologique de sa source, envisagée à deux points de vue très particuliers :

Chimisme stomacal ;

Sécrétion urinaire.

Il est évident — et on pourrait l'admettre *a priori* — que, tant par leurs propriétés diurétiques que par leurs propriétés purgatives, les sulfatées calciques exercent une influence toute spéciale sur les fonctions gastriques et uropoïétiques.

Notre excellent maître, M. le professeur Rémond (de Metz) a bien voulu prendre la peine de déceler cette influence de la *Source Principale*, en soumettant quelques-uns des malades de sa clinique hospitalière, à une sorte de cure expérimentale.

Et voici les observations qu'il a eu l'extrême obligeance de résumer, lui-même, à notre intention.

« Nous avons cherché à nous rendre compte des modifications que l'eau de Barbazan pouvait apporter dans la composition du suc gastrique et dans celle des urines, en en faisant ingérer une certaine quantité à des sujets chez lesquels, toutes choses étant égales d'ailleurs, on pouvait considérer les fonctions gastriques et uropoïétiques comme normales.

Nous avons choisi, à cet effet, cinq malades de notre service, quatre femmes et un homme, dont aucun ne présentait de phénomènes pathologiques localisés à l'estomac.

Le n° 1 était une jeune femme atteinte de confusion mentale, chez laquelle cette affection était apparue sous l'influence de l'auto-intoxication résultant de l'inanition. Il y avait là, par conséquent, au moins un ralentissement notable des fonctions digestives.

Le n° 2 présentait une paralysie générale progressive datant d'un an.

Le n° 3 était atteint d'hystérie.

Le n° 5 était une épileptique chez laquelle le mal comitial datait de l'enfance.

Enfin, le n° 4 était un homme atteint de délire chronique avec idées de persécution que ses conceptions morbides avaient empêché déjà depuis un certain temps de s'alimenter d'une façon convenable, non qu'il souffrît d'une affection quelconque de l'estomac, mais parce qu'il craignait d'être empoisonné.

Nous avons administré à chacun de ces malades

repas d'épreuve d'Ewald, à savoir : 60 grammes de pain blanc, 300 grammes de thé léger et deux morceaux de sucre. Le contenu stomacal a été retiré au bout d'une heure et nous avons obtenu comme acidité totale les chiffres suivants :

Nos 1	0,735 %
— 2	1,593 »
— 3	1,164 »
— 4	0,858 »
— 5	0,980 »

Les malades ont été, pendant les jours suivants, maintenus rigoureusement au même régime, qu'ils suivaient déjà depuis plus de huit jours ; celui d'entre eux qui était entré le dernier dans le service y ayant déjà passé une semaine. On leur a fait boire en même temps à chacun un litre d'eau de Barbazan tous les matins, à raison d'un verre de quart d'heure en quart d'heure. L'ingestion de l'eau était rigoureusement surveillée et les malades ne faisaient d'ailleurs aucune difficulté pour se soumettre à ce traitement.

Au bout de huit jours, nous leur avons fait prendre de nouveau un repas d'épreuve et nous avons procédé à un nouveau dosage d'acidité. Nous avons obtenu les résultats suivants :

Nos 1	1,470 %
— 2	0,460 »
— 3	0,820 »
— 4	2,410 »
— 5	1,22 »

Le traitement a été continué dans les mêmes conditions pendant les huit jours suivants. Une troisième analyse a donné les chiffres ci-dessous :

Nos	1	1,220 °/o
—	2	0,419 »
—	3	0,919 »
—	4	2,220 »
—	5	0,920 »

On voit donc que chez le n° 1 et le n° 4 qui, depuis plus de huit jours, étaient soumis au régime de l'hôpital et qui précédemment s'étaient trouvés : la première dans un état d'inanition grave, le second dans un état d'inanition relative, l'action des eaux de Barbazan a été éminemment favorable, ainsi qu'il ressort clairement du tableau ci-dessous :

	1re Analyse	2e Analyse	3e Analyse
No 1	0,735	1,470	1,220
No 4	0,858	2,410	2,220

Les fonctions gastriques ont subi une amélioration très marquée du fait de l'ingestion régulière de l'eau et l'acidité a atteint rapidement un chiffre double du chiffre primitif dans le premier cas, triple dans le second ; mais cette excitation s'est rapidement calmée et les chiffres obtenus dans la troisième série indiquent un état plus voisin de l'équilibre.

On observe les mêmes phénomènes d'excitation sous l'influence de l'eau chez le n° 5. Cette malade était une personne relativement vigoureuse, ne présentant pas de troubles psychiques et simplement atteinte de mal comitial dont les crises, mal soignées, avaient acquis une fréquence exagérée. Elle était, depuis son entrée, soumise à l'action des bromures et ce traitement n'a pas été interrompu pendant qu'elle prenait l'eau de Barbazan. Celle-ci n'en a pas moins provoqué une excitation très notable des fonctions stomacales, excitation qui, comme chez le malade précédent, s'est calmée au bout de quelques jours :

	1re Analyse	2e Analyse	3e Analyse
N° 5	0,980	1,22	0,920

Chez les deux dernières malades observées, le n° 2 et le n° 3, nous avons affaire à des sujets atteints l'une de paralysie générale, l'autre d'hystérie, c'est-à-dire, dans l'un et l'autre cas, à des malades dont le système nerveux est soit anatomiquement, soit fonctionnellement, profondément atteint, et il n'est pas étonnant que nous n'ayons observé sur la sécrétion stomacale qu'une simple action de dilution :

	1re Analyse	2e Analyse	3e Analyse
N° 2	1,593	0,46	0,413
N° 3	1,164	0,820	0,919

avec cette différence, toutefois, que la paralytique générale a subi cette action de dilution d'une façon constamment progressive et en même temps très marquée, tandis que la différence que nous relevons entre la première et la deuxième analyse de l'hystérique est relativement faible et qu'elle diminue encore au moment de la troisième, qui se rapproche sensiblement du chiffre primitif (— 0,2 environ).

Il serait évidemment exagéré de vouloir tirer des conclusions sérieuses de ce très modeste essai, mais cependant nous pouvons en obtenir quelque clarté sur le mécanisme d'action des eaux de Barbazan. Elles relèvent nettement le cours des fonctions normales et cela dès la première semaine de leur emploi. On comprend donc fort bien l'usage qui s'est établi de limiter à dix ou quinze jours la durée du traitement.

Voyons maintenant quelles sont les modifications produites sur la sécrétion urinaire sous l'influence du même traitement.

Voici d'abord les moyennes de l'émission urinaire pendant le traitement divisé en cinq périodes successives de trois jours chacune :

Nº 1	Nº 2	Nº 3	Nº 4	Nº 5
1,860 cc.	1,860 cc.	1,400 cc.	1,760 cc.	2,700 cc.
1,710 »	1,650 »	1,730 »	1,650 »	3,530 »
1,660 »	1,860 »	1,600 »	1,500 »	3,200 »
1,800 »	1,500 »	1,160 »	1,760 »	3,830 »
1,660 »	1,900 »	2,000 »	2,100 »	—

Chez le nº 5, l'action diurétique est manifeste ; elle se retrouve également si on compare les premiers et les derniers chiffres des colonnes 2, 3 et 4 ; elle est nulle et même négative dans la colonne 1, mais, fait intéressant, les urines du nº 1 et du nº 3, qui étaient neutres au début, ont retrouvé leur acidité normale avant la fin du traitement, et celles du n° 5, qui contenaient des traces d'albumine, n'en contenaient plus huit jours après la première ingestion d'eau. Ce dernier fait est à retenir, car il prouve manifestement que l'eau de Barbazan n'est pas irritante pour le rein, même quand celui-ci présente déjà une certaine fragilité.

Enfin, nous avons recherché les modifications subies par l'élimination de l'urée, en recherchant la quantité d'urée émise le premier, le huitième et le quinzième jours du traitement :

	N° 1	N° 2	N° 3	N° 4	N° 5
	—	—	—	—	—
1re Analyse :	13,58	12,10	7,32	14,36	13,26
2e —	9,21	13,84	9,12	9,21	22,20
3e —	8,07	11,02	11,26	12,38	23,56

Le n° 3, hystérique, et le n° 5, épileptique, ont subi, sous l'influence de l'eau de Barbazan, une amélioration de la nutrition et la teneur de l'urée éliminée a augmenté. Il a notablement faibli chez le n° 1. Le n° 4 a présenté un affaiblissement de même ordre, qui ne s'est pas maintenu. Les résultats constatés chez le n° 2 indiquent une augmentation puis une diminution. On peut dire que la teneur de la nutrition générale est peu ou pas modifiée.

Nous résumerons donc cette courte étude en disant qu'il ressort des quelques expériences que nous avons pu faire, que les eaux qui nous ont été confiées modi fient favorablement les fonctions stomacales, qu'elles n'irritent pas le rein et que la diurèse qu'elles provoquent, lorsqu'il est légèrement irrité, ne semble pas lui être nuisible, au contraire ; enfin, qu'elles ne paraissent pas ralentir sensiblement la nutrition générale, alors que l'ingestion quotidienne à jeun d'une certaine quantité d'eau pure produit, au contraire, une diminution des combustions et favorise l'accumulation de la graisse dans les tissus. C'est le côté eupeptique de la cure qui semble ressortir le plus nettement de ce trop modeste travail, que nous n'aurions certainement jamais songé à livrer à la publicité sans les insistances de notre élève, M. Sentès.

Dr A. Rémond (de Metz). »

Indications thérapeutiques des Eaux de Barbazan

Faire, d'une eau quelconque, une panacée universelle et lui attribuer la vertu de guérir les maladies les plus diverses et, aussi, les plus opposées ; étendre son action, par exemple, de la cure des dermatoses à celle de la stérilité, n'est pas seulement dénaturer la vérité scientifique mais encore rendre le plus mauvais service à l'hydrologie en général, à l'eau dont on s'occupe, en particulier.

Durant des siècles entiers, le discrédit dans lequel se traîna la clinique thermale et le scepticisme qu'elle suscita dans le monde médical furent, en grande partie, dus à cette manie obstinée de rapprocher, les uns des autres, des résultats thérapeutiques invraisemblables, obtenus par des sources ne se ressemblant nullement entr'elles.

Parfois, même, ces résultats dépassaient les bornes de la plaisanterie permise : N'a-t-on pas écrit, à propos de Barbazan, que ses sources diminuaient l'*urée* et l'acide urique dans les urines et amenaient, rapidement, *leur disparition !*

De nos jours, grâce aux progrès constants de la médecine thermale et à son application mieux entendue, on se renferme davantage dans les seules indications rationnelles qu'offrent les stations d'eaux minérales.

Et c'est dans ces indications spéciales qu'il faut se limiter, si l'on ne veut pas faire rejeter *a priori* et sans discussion, l'emploi des moyens curatifs dont elles disposent.

L'histoire thérapeutique de Barbazan, peut s'ouvrir avec Dulac, dont la pratique est rapportée par Patissier, en 1837. Dulac n'est point prolixe ; il dut, probablement, à sa sage réserve, la réputation d'habile médecin dont il jouit jusqu'à sa mort.

Pour lui, les eaux de Barbazan sont purgatives à haute dose ; il les conseille dans la *chlorose, l'engorgement lent des viscères de l'abdomen*, les *fièvres intermittentes*.

C'est peu, et c'est beaucoup : ces trois indicatio sont vraiment scientifiques, elles fournissent, à l'heu actuelle, des résultats remarquables, rigoureuseme affirmés par un demi-siècle d'expérience et de co trôle sérieux.

Descaillaux, dans la brochure dont nous avo parlé, cite, en 1854, l'opinion de plusieurs médeci de la région, sur les sources de Barbazan.

Cazaugrand, membre correspondant de l'Acadén de médecine et exerçant à Montréjeau, en reti d'excellents effets dans la *pléthore abdominale* q « provoque ou entretient l'irritation de l'abdomen so forme de dyspepsie flatulente, de constipation, douleurs lombaires (?), d'hémorroïdes, de jaunisse av engorgement hépatique ou splénique » et dans to les types de *fièvre intermittente*.

Il les emploie encore dans les *maladies des vo urinaires* (catarrhe vésical, néphrites) et *la lithia*

Barés, de Saint-Béat, se borne à constater l'acti de ces eaux contre la fièvre intermittente.

Grand, de Montréjeau, fait la même constatation remarque, avec Barès, que l'usage de la *Source Pri cipale* est bien supérieur à la cure par les sels quinine.

Labernesse affirme, à nouveau, l'indication con « les fièvres intermittentes les plus opiniâtres » e joignant celles-ci : aménorrhée, leucorrhée, rhun tisme chronique, dermatoses et syphilis ancien Castex, de Labroquère, parle des « palpitations cœur (?), paralysies, rhumatisme, engorgements a culaires traumatiques. »

En 1879, Candellé — généralisant les applications des sulfatées calciques, dont Barbazan fait partie — les présente de la façon suivante : goutte subaiguë, gravelle, albuminurie, lithiase, dyspepsies flatulentes. Dulac s'en était tenu à l'action surtout purgative, Candellé établit l'action diurétique : c'est la théorie de la lessive anti-arthritique qui apparaît, déjà entrevue par Lambron, quand il disait : « Le propriétaire des eaux de Barbazan les dit *diurétiques*..., d'où leur indication dans la *gravelle* et le catarrhe vésical. »

Diurétiques, purgatives : nous en revenons aux propriétés que nous signalions au chapitre des indications générales des sulfatées calciques.

Et c'est en nous reportant aux conclusions de ce chapitre que nous allons énumérer les indications rationnelles des eaux de Barbazan, telles qu'on peut les affirmer, autant par les données de l'expérience que par l'état des connaissances actuelles en matière de clinique hydrologique.

Indications tirées de l'action diurétique

Il est manifeste que les eaux de Barbazan sont diurétiques. Elles se comportent comme toutes les eaux du même genre (sulfatées calciques et magnésiennes) et produisent une véritable *saignée urique*.

Bouloumié avait établi ce fait par des analyses chimiques et micrographiques très concluantes.

Patezon, Légorché, Rodet ont confirmé ces résultats, sur lesquels il est inutile d'insister.

Le professeur Garrigou a remarqué, à ce sujet, que l'acide urique contenu dans les urines des arthritiques soumis à la cure de Barbazan retombait presque à la normale (0,20 par litre), après une quinzaine de jours de traitement.

Au premier rang des indications de Barbazan, tirées de l'action diurétique de ses eaux, nous placerons donc l'*arthritisme*, ou plutôt la *diathèse arthritique*, car le mot *arthritisme*, à signification d'apparence restreinte, semble localiser la maladie à des manifestations d'un genre tout particulier et ne répondant pas suffisamment aux phénomènes multiples amenés par la diathèse arthritique.

Celle-ci, en effet, comporte l'ensemble des accidents causés par le défaut de combustion des matières azotées de l'économie, ou à l'insuffisance de cette combustion ; à leur expulsion incomplète et, par conséquent, à leur accumulation anormale dans l'organisme.

Des produits résultant des échanges intimes s'effectuant entre les matières azotées et le sang, par l'intermédiaire de la cellule, l'acide urique est certainement celui dont l'oxydation incomplète et l'élimination insuffisante produisent le plus d'accidents.

C'est à son accumulation qu'est due la goutte avec ses manifestations diverses.

D'une façon générale, l'urée diminue d'autant pl

dans l'urine des goutteux que l'acide urique y abonde et cela s'explique aisément, l'urée étant le produit d'oxydation par excellence de tous les déchets albuminoïdes azotés.

Pour soigner un goutteux, il faudra donc agir : 1° sur le principe dont la présence en excès dans l'organisme aura déterminé la manifestation morbide, le rendre soluble, aider à son élimination ; 2° sur la faculté d'élimination elle-même, en augmentant la diurèse et en produisant un véritable lavage interne.

D'après Garrigou, la classe des eaux qui peut être appliquée au traitement de la goutte, pour obtenir l'augmentation de la sécrétion urinaire et l'expulsion de l'acide urique, est la classe des sulfatées siliceuses, dont le résidu ne dépasse pas 2 à 3 grammes par litre.

Barbazan rentre précisément dans le cadre des sources à sulfates alcalins et à silice.

Du reste, la pratique répond ici à la théorie.

Les malades goutteux habitués de cette station ont, depuis longtemps, fourni la preuve que l'eau de la *Source Principale* augmente la diurèse d'une manière très notable et que l'urine émise, au cours de la diurèse ainsi provoquée, contient des quantités considérables d'acide urique et d'urée jusqu'au jour où, l'élimination étant à peu près terminée, l'acide urique en excès disparaît et l'urée retombe à son chiffre normal.

L'*arthritisme*, surtout à la *période prodromique* de ses accidents, la *goutte latente*, par exemple ; l'*arthritisme confirmé* et constituant la diathèse urique, la *goutte vraie*, la *gravelle*, les *néphrites calculeuses*, sont donc des indications rationnelles de Barbaz

Nous y joindrons les autres affections dérivé comme la goutte, de l'insuffisance des phénomèn d'élimination, telles que l'*albuminurie acide*, dans l quelle la présence de l'albumine dans l'urine coïnci avec l'exagération de l'acide urique et des urate l'*azoturie* et aussi le *diabète* ayant un caractère go teux, c'est-à-dire relevant de stations pareilles à ce de Barbazan (Capvern, Bagnères-de-Bigorre).

Les autres indications de Barbazan, basées sur l'e diurétique de ses eaux, sont les suivantes : Malad des voies urinaires : *néphrites congestives* à lési peu anciennes et peu profondes, *catarrhe vési* d'origine arthritique, *cystite chronique*.

État général :

Pléthore sanguine avec tendance aux congestio Dans ce cas, le traitement doit être prudemment me

Indications tirées de l'action purgative

On pourrait presque reproduire ici les indicati tirées de l'action diurétique, car, à Barbazan, les d actions sont assez souvent, sinon le plus souv associées. Cependant, en se plaçant plus spécialem au point de vue purgatif, il convient de citer pa les indications de la station :

Les affections chroniques des voies digestives, celles surtout d'origine arthritique, telles que la *dyspepsie flatulente*, la *dyspepsie acide*, le *rhumatisme intestinal*.

La constipation, due soit à de *l'entérite chronique*, soit à de *l'atonie* ou à de la *parésie intestinale*.

L'obésité.

Les fièvres intermittentes.

D'après GARRIGOU, dont les observations corroborent toutes celles déjà publiées à ce sujet, la cure des fièvres intermittentes est le vrai triomphe de Barbazan.

« C'est la série des eaux purgatives naturelles, dit-il, dans sa *Synthèse hydrologique*, qu'il faut mettre en jeu avec les vieux malariaques.

« Parmi elles, *il est une station que nous ne saurions trop mettre au-dessus des autres, c'est celle de Barbazan*.

« Depuis vingt-huit ans, nous avons traité, par son usage, un nombre considérable de malades et *nous n'avons jamais eu d'insuccès*.

« Ces malades, choisis parmi les plus réfractaires des porteurs d'accès de fièvres des pays marécageux, avec volume de la rate augmenté, ont guéri de leurs accès sans usage de la quinine, par le seul emploi de ces eaux (sulfatées magnésiennes et calciques, en même temps qu'arsenicales).

« Nous ne pouvons nous empêcher de citer un exemple des plus concluants parmi les centaines d'observations spécialement recueillies à Barbazan.

« M. V. C..., un de nos amis, que nous n'avon jamais perdu de vue depuis notre enfance, toujour bien portant, robuste, sans accès de fièvre jusqu l'année 1893, fait, cette année-là, un voyage en Amé rique. Il parcourt les pays marécageux et y prend de accès dont la quinine ne peut le débarrasser. Il rentr en France dans un état déplorable d'affaiblissement presque méconnaissable.

« Il vient nous rejoindre à Luchon, dans l'été 1894, espérant qu'un air vif lui fera retrouver ses fo ces et son appétit.

« Il est pris, dès son arrivée, d'accès à forme pe nicieuse, qui exigent des injections sous-cutanées sulfate de quinine — cet alcaloïde ayant toujou échoué dans ses effets, par l'ingestion stomacale.

« A peine remis de son deuxième accès, nous l'e voyons à Barbazan où il subit, pendant quinze jou le traitement par la boisson que nous lui traçons da tous ses détails.

« Après cette simple série de purgations et de di rèse, M. C... est absolument guéri, n'a plus vu rep raître ses accès et sa rate, complètement ramenée l'état normal, s'y est maintenue.

« Il y a déjà trois ans que cette guérison est conf mée et, malgré un nouveau voyage en Amériq dans des conditions de surmenage prolongé, les ac n'ont plus reparu.

« Nous n'hésiterons pas, dans les cas semblables joindre l'hydrothérapie au traitement purgatif et n n'aurons qu'à nous louer de cette manière de pro der, qui fait renaître les forces et confirme, en même temps qu'elle l'assure, la guérison définitive de la splénomégalie et des accès de fièvre concomitants (1). »

Comment expliquer cette action très nette de l'eau de Barbazan sur ce que nous continuerons d'appeler les *fièvres intermittentes*, bien que certains de ses types affectent un caractère rémittent et continu indiscutable ?

L'infection paludique — quelle qu'en soit la cause, l'origine en restant la même — celle qui affecte un caractère chronique et la seule qui intéresse la thérapeutique thermale, détermine, dans l'organisme, une série de phénomènes morbides bien connus, allant de troubles dyspeptiques et nutritifs à une véritable cachexie, la cachexie palustre.

La rate est volumineuse, le foie s'hypertrophie, l'albuminurie peut se déclarer et, par dessus tout, une anémie précoce règne, s'aggravant de jour en jour, diminuant considérablement le nombre des globules rouges du sang.

L'énumération pure et simple de ces phénomènes principaux nous paraît suffire à l'explication du grand avantage que l'on obtient dans le traitement des fièvres intermittentes à Barbazan.

Favorisant les sécrétions, activant les oxydations et les échanges, relevant les fonctions nutritives et régénérant le globule sanguin, ainsi que nous l'avons dit en interprétant les résultats de son analyse com-

(1) *Synthèse hydrologique*, 2e partie, p. 160.

plète, l'eau de la *Source Principale* nous semble to indiquée dans la cure d'une semblable maladie.

La *lithiase biliaire*, au même titre que la *lithia urinaire*, relève des eaux purgatives de Barbaza comme de celles, similaires, de Capvern.

Indications spéciales secondaires et Cure préparatoire

Les médecins qui ont jadis décrit les guériso obtenues par l'usage des eaux de Barbazan, o signalé de nombreuses cures d'*anémie*, de *chloros* d'*aménorrhée*, de *paralysies*.

En y réfléchissant un peu, on comprend que l'a tion de la *source Principale* dans ces cas n'a ri que de très naturel.

Si l'on songe que cette source renferme parmi s éléments minéralisateurs, des principes de cho pour le remontement général de l'organisme (le f et l'arsenic entre autres), il est facile d'admettre q l'administration de ces principes, jointe à l'action stimulation générale dans les échanges et de rév des fonctions normales due à la poussée diurétiq et coproïétique concomitante, ne peuvent que donn d'excellents résultats chez les anémiques et les chl rotiques aussi bien que chez les aménorrhéique l'aménorrhée étant, le plus souvent, liée à la chloro-anémie.

De même pour les *paralysies* procédant d'*accidents congestifs*.

Ici le traitement, qui est normal (purgatifs et diurétiques), a simplement besoin d'être très prudemment mené, afin de ne point dépasser le but et de ne pas exagérer les accidents au lieu de les faire disparaître.

En matière de *paralysies*, voici quelle est l'opinion de notre savant maître le Pr GARRIGOU.

Nous reproduisons le passage de sa *Synthèse hydrologique* qui se rapporte à leur traitement hydrologique. Il s'agit, ici, de paralysies dont « la lésion est centrale et intéresse directement le cerveau ou la moëlle épinière, que l'on prend au début, lorsque l'état du malade laisse supposer un commencement d'hyperhémie cérébrale et de sclérose interstitielle dont le terme sera le ramollissement :

« Il faut, alors, se hâter d'agir, car, d'un instant à l'autre, le véritable mouvement congestif, fluxionnaire, peut se déclarer.

« Quel traitement instituer ?

« Avant tout, le repos absolu, loin des occupations ordinaires, l'envoi dans une station tranquille, et cette station devra être, tout d'abord, une station purgative.

« Nous usions autrefois d'Aulus ; aujourd'hui *Barbazan* nous paraît être la plus utile de celles de nos régions pyrénéennes.

« Le lavage général de l'économie, la dérivatio sur les intestins, la diurèse si utile aux arthritiqu (les surmenés le deviennent fatalement par *acaussi* s'y opèrent admirablement, et la sclérose interstitie des centres nerveux peut être, très promptemen enrayée, p. 478 (1). »

Dans les paralysies dues à de simples congestion l'indication de la dérivation est formelle et, « comm dérivation sur les intestins, les eaux de Chatelguyo prises à domicile, et *mieux encore celles de Barb zan*, prises sur place, rendent vraiment service, p. 481.

La *syphilis*, nous entendons la *syphilis ancienn* a eu, aussi, son heure de succès à Barbazan. Sa vouloir y insister davantage, nous remarquerons q l'élimination forcée, soit par les reins, soit par intestins, ne saurait être une mauvaise chose chez vieux syphilitiques, surtout ceux dont le foie a é particulièrement atteint par la maladie.

Mais, nous le répétons à dessein, nous n'avons nu lement l'intention de faire, de la *Source Principal* un remède spécifique contre la syphilis. Seuls, vieux syphilitiques, ayant déjà suivi le traiteme classique, pourront en retirer quelques avantag réels et prévenir, grâce à son emploi, les complic tions tardives que l'on n'attend plus, mais dont gravité est, depuis longtemps, connue.

La *cure préparatoire* à un autre traitement the

(1) L'*acaussie* est, pour le Pr Garrigou, le défaut de combustion

mal, constitue, depuis déjà longtemps, l'un des côtés les plus curieux de la thérapeutique de Barbazan.

Nombreux sont les malades qui, avant de se rendre à Luchon, par exemple, soigner une diathèse relevant surtout des eaux sulfureuses, vont demander à la *source Principale* une sorte de mise au point qui les placera dans les meilleures conditions possibles, pour bénéficier de tous les avantages de la médication sulfurée. Le Dr Garrigou a signalé, plusieurs fois, le bénéfice que l'on pouvait retirer d'une semblable façon d'agir.

Nous ne saurions mieux faire que d'emprunter encore, à sa *Synthèse hydrologique*, ce qu'il a écrit sur ce sujet.

Eczéma. — D'après lui, la *cure* de l'eczéma à Barbazan serait non seulement préparatoire mais ferait partie du traitement.

« Notre premier soin, dit-il, est de soumettre le malade à un lavage interne général, au moyen de l'eau que nous croyons le plus apte au cas déterminé.

« C'est ainsi que nous conseillons, soit la boisson des eaux d'Evian, soit celle de Foncirgue aux individus à fond sec et à urines très chargées de déchets uriques non complètement oxydés.

« Aux lymphatiques et aux scrofuleux, nous ordonnons une cure à domicile par Vittel, Contrexéville, Capvern, *Barbazan*, etc...

« Cela fait, nous en arrivons au traitement balnéaire curatif (page 439).

Laryngite simple chronique. — « ... Nous ajoute-

rons que nous avons eu l'occasion de voir cette affe
tion se terminer de la façon la plus heureuse av
l'usage des eaux purgatives et diurétiques (ancienn
eaux d'Aulus, *eaux de Barbazan*, etc.).

« Il s'agit, pour employer utilement ces dive
genres d'eaux, de savoir si l'affection est concomi
tante ou liée directement avec une stase sangui
quelconque, soit hémorrhoïdale, soit splanchnique

Bronchite chronique simple. — « Chaque fois q
nous pouvons, *avant le traitement de l'affection*
l'arbre aérien, envoyer un malade se purger et lav
son économie, par les reins, dans une station
genre de Capvern et de Vittel, nous ne manquons p
de le faire.

« Ces affections, comme bien des affections du nez,
de la gorge, sont dominées par la diathèse arthritiq
et, dans ces cas, la purgation ou la diurèse abondan
préparent admirablement le traitement local sulfur

« Bien souvent, même, le simple traitement
lixiviation générale modifie déjà l'état local des bro
ches, lorsqu'il n'est que superficiel... »

« Et c'était là chose autrefois commune à Aulus
à *Barbazan*, comme elle l'est encore à Bagnères
Bigorre et à Dax ».

Il s'agit ici, on le voit, d'une cure préparatoi
que l'on ne devrait pas négliger.

Les avantages qu'elle offre ne sont pas seuleme
considérables au point de vue de la bronchite simpl
Nous allons les retrouver encore, signalés à prop
du rhumatisme, avec quelques réflexions vraime

originales sur la situation providentielle de Barbazan aux portes même de la grande station sulfureuse pyrénéenne : Bagnères-de-Luchon.

Le rhumatisme a eu cette bonne fortune d'être réclamé par la majeure partie des stations thermales.

Il semble que partout où l'on dispose — nous ne dirons pas d'eau chaude, car les Allemands prétendent réussir à merveille dans le traitement de cette affection par l'eau froide — mais simplement d'eau, d'appareils hydrothérapiques et de massages, le rhumatisme peut guérir. Nous ne le placerons point, cependant, parmi les indications principales de Barbazan, estimant que les sulfureuses seules sont vraiment le remède spécifique en pareille matière.

C'est seulement à titre de cure préparatoire que nous ferons intervenir Barbazan ici, suivant l'exemple que nous donne le Pr Garrigou :

Rhumatisme. (Tempéraments sanguins).

« On croirait que la nature, toujours prévoyante, « a agi dans la distribution des eaux minérales applicables aux *rhumatisants congestifs*, comme elle a « agi, dans le même ordre d'idée, en ce qui touche « aux névrosés.

« Nous considérons comme fort utile d'entrer dans « quelques explications à ce sujet.

« L'une des vallées des Pyrénées nous semble « mieux répondre que toute autre, par ses ressources « hydrothermales, aux exigences des rhumatisants « sanguins.

« Nous avons dit que le premier soin hydropathi-

« que avec les malades dont nous nous occupons,
« était de lessiver intérieurement les sujets qui en
« sont atteints, de manière à leur faire une véritable
« toilette de l'économie. Les eaux purgatives et
« diurétiques sont les eaux, par excellence, qui
« permettent d'atteindre ce but.

« Prenons la vallée de la Garonne et de la Pique
« dans les Pyrénées, et voyons ce qui s'y passe au
« point de vue hydrothermal.

« A l'entrée de la vallée, comme pour inviter les
« rhumatisants sanguins à s'y arrêter tout d'abord
« sourdent les sources purgatives et diurétiques de
« *Barbazan*. Au haut de la vallée, à Luchon, nais-
« sent les sources anti-rhumatismales par excellence
« les sources chaudes les plus sulfurées des Pyrénées.

« Secondant les vues de la nature, *nous envoyons*
« *tous les ans un grand nombre de rhumatisants*
« *sanguins surtout, à Barbazan, avant de venir à*
« *Luchon, et même nous les y renvoyons encore*
« *après leur traitement*...

« Dans ces conditions, nous évitons les accidents
« congestifs : nous évitons, surtout, les métastases, ces
« coups de traître, que le traitement hydrothermal
« intempestif et non calculé, frappe trop souvent *a*
« *posteriori* », p. 368.

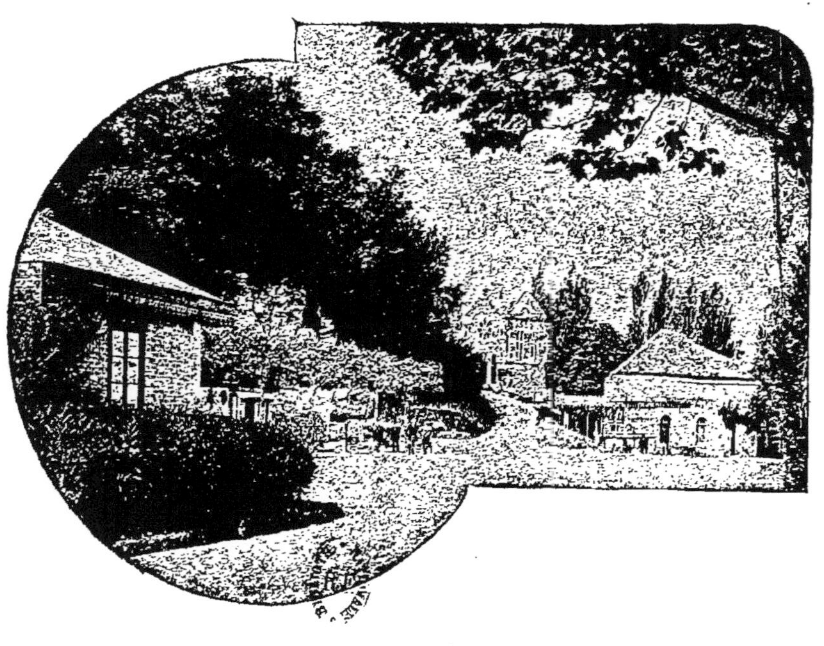

BARBAZAN. — Vue prise de l'Établissement thermal

La pratique médicale ancienne de Barbazan

Les deux monographies de Barbazan, écrites par Descaillaux et Froment, renferment de nombreuses observations médicales.

Quelques-unes d'entre elles ne manquent pas d'intérêt ; nous allons les reproduire ici.

Prenons, d'abord, celles qui ont, plus spécialement, trait à l'emploi de la *Source Principale*, sous la forme de bain.

Nous n'avons guère considéré Barbazan qu'au point de vue de sa buvette.

L'établissement hydrothérapique, dont il dispose, mérite cependant qu'on ne l'oublie point.

Grâce à lui, les malades peuvent joindre l'effet d'une balnéothérapie suffisamment complète à l'effet du *verre d'eau*.

Au reste, le bain n'était pas négligé, jadis, à Barbazan.

Et nous sommes persuadé qu'on aurait tort, dans certain cas, de ne point l'utiliser.

Notre intention n'est pas d'ouvrir ici une discussion, presque inutile, sur l'action de l'eau sulfatée calcique envisagée sous ce mode d'application.

Le bain minéral, moyen curatif, a été étudié par le professeur Garrigou, de façon très moderne, dans sa *Synthèse hydrologique*, livre auquel nous en revenons toujours, car il synthétise toutes les connaissances hydrologiques actuelles.

On y trouvera des pages curieuses et fort instructives sur le pouvoir électrophère des sources médicinales, par exemple, et la faculté d'absorption de la peau.

Nous y renvoyons nos lecteurs.

Et nous en arrivons, tout de suite, aux observations dont nous parlons plus haut :

Palpitations cardiaques (Descaillaux, p. 60). — 1° « M. Birabent père, de Bélesta, canton de Boulogne, éprouvait, depuis quelques temps, des palpitations de cœur qui avaient considérablement affaibli ses forces.

« Son teint était pâle, sa respiration souvent oppressée. Il avait mis en usage tout ce que lui avaient prescrit des médecins expérimentés : sucs d'herbes, préparation de digitale, etc.

« Le mal persistait toujours, mais s'étant rendu aux eaux de Barbazan, il en éprouva des effets si salutaires, qu'après avoir pris quinze bains, il se retira parfaitement guéri. L'affection se renouvela cinq ans après. Le même traitement la fit de nouveau disparaître, sans qu'elle se soit reproduite depuis cette époque. »

« 2° Le nommé Calixte X..., de Taillebourg, affecté de la même maladie que le précédent, fut guéri aussi par l'usage de ces mêmes eaux, en bain et en boisson.

« Les battements de cœur qu'il éprouvait étaient

tellement prononcés, tellement forts, que le contre-coup allait jusqu'à ébranler la casquette qu'il portait à la tête ; ce qu'on remarquait parfaitement, surtout quand il était assis et dans l'inaction. »

Nous ne nous chargerons pas de diagnostiquer le genre d'affection cardiaque dont souffraient ces deux malades.

Les palpitations, le visage pâle, la rechute à cinq ans d'intervalle, du premier d'entre eux, sembleraient plutôt indiquer une action de retentissement secondaire provenant d'un état général particulier (anémie, par exemple), qu'un état pathologique vrai du cœur.

Néanmoins, il était bon de relever ces deux observations.

Depuis quelques années, les cardiaques sont moins écartés des stations thermales qu'ils ne l'étaient auparavant.

Le professeur HUCHARD a proclamé que certaines de ces stations leur étaient très favorables, et les Drs GANDY et DE LAGARDE ont affirmé que les eaux de Bagnères-de-Bigorre leur procuraient, dans certains cas, une amélioration pouvant aller jusqu'à la guérison.

Généralement ce sont les sources sédatives qui agissent de la sorte.

Celles de Bagnères-de-Bigorre ressemblent assez, chimiquement, à celle de Barbazan, pour qu'on ne rejette pas absolument, sans plus ample examen, les observations rapportées par Descaillaux.

Nous aurons, du reste, l'occasion — sans nul doute d'en contrôler la justesse.

Voici, maintenant, deux autres relations intéressantes de guérisons obtenues par les bains de Barbazan.

« *Hémiplégie gauche.* — Despouy (Pierre), de Labroquère, d'une constitution robuste, d'un tempérament bilioso-sanguin, fut atteint, durant la nuit du 12 au 13 novembre 1849, d'une attaque de paralysie sur la partie gauche du corps.

« A l'aide de quelques saignées et de révulsifs de toutes sortes, cette hémiplégie diminua, mais d'une manière si peu sensible que le malade ne pouvait que remuer à peine la jambe et le bras affectés ; impossible de se tenir debout, moins encore de marcher.

« Après avoir ordonné sans succès les frictions phosphorées et cantharidées, je conseillai les bains de Luchon.

« Les parents ayant reculé devant une dépense qui paraissait devoir dépasser leurs modestes ressources, nous essayâmes des bains de Barbazan ; au bout d'un mois, environ, le malade eut la satisfaction de se servir facilement de son bras et de marcher à l'aide d'une canne. Si la guérison ne fut pas complète, le mieux fut, du moins, très sensible. (Observation du Dr Castex) ».

« *Paralysie croisée.* — Le nommé Trey (Pierre) de Sarp, habitant depuis longtemps le département des Basses-Pyrénées, fut atteint d'une paralysie croisée, c'est-à-dire dont le siège était à la jambe droite et au bras gauche. Les médecins qui lui avaient donné leurs soins l'envoyèrent, après divers traitements infructueux, aux bains de Barèges, puis à ceux de Saint-Sauveur ; mais les uns et les autres ne produisirent que des résultats insignifiants. Les bains et douches de Barbazan, dont le malade fit usage pendant quelques jours, rendirent le mouvement aux membres affectés et, comme tant d'autres, Trey se retira pénétré de la plus vive reconnaissance pour les eaux salutaires qui l'avaient guéri. (Observation du même) ».

Comme pour les premières observations, nous ne rechercherons pas la cause des paralysies dont souffraient les malades du Dr Castex.

Nous nous bornons à signaler le bon effet produit sur elles par l'hydrothérapie de Barbazan.

Nous pourrions retranscrire encore quelques observations curieuses à plus d'un titre : *cystite*, *hépatite* ; cela nous paraît inutile.

Mais nous tenons à prouver combien la pratique de la cure des fièvres intermittentes est ancienne à Barbazan.

Dans leurs ouvrages, DESCAILLAUX et FROMENT en relatent de nombreux exemples de guérison.

En voici quelques uns :

Fièvres intermittentes (Descaillaux).

1°). « Cazeneuve, d'Argut, avait contracté une fièvre intermittente dont le type avait changé à différentes reprises. Les saignées, les purgatifs, le sulfate de quinine employé même à fortes dose, n'avaient produit aucun résultat satisfaisant. Les fonctions digestives étaient complètement dérangées ; le malade était pâle, très maigre et éprouvait une prostration de forces telle, qu'il ne pouvait presque plus se soutenir ni marcher.

« Dans cet état désespéré on le transporta aux bains de Barbazan. En moins de huit jours, les accès, qui étaient quotidiens, ne reparurent plus que de deux jours l'un ; ils cessèrent bientôt tout à fait ».

Après un mois de traitement, le malade se retira parfaitement rétabli.

2°). « Artigues, Jean-Louis, ds Pointis-de-Rivière, était atteint depuis deux ans d'une fièvre intermittente contractée durant son séjour en Californie. Le sulfate de quinine et les autres médicaments employés contre ce genre d'affection n'avaient réussi qu'à enrayer les accès pour des temps très limités.

« Les médecins était à bout d'expédients, quand ils prescrivirent enfin, au malade, l'usage de l'eau minérale de Barbazan. Il se rendit donc aux sources et, comme tous ceux qui ont recours à cette même médication pour le même genre de maladies, Artigues quitta bientôt l'établissement, radicalement guéri ».

3°). « Le 12 avril 1847, Castex, Michel, de Luscan, fut pris, à la suite d'une courbature, d'une fièvre tierce dont les accès débutaient par un frisson qui durait environ trois heures, la réaction durait de huit à dix heures environ. Le 17 avril, je lui administrai soixante centigrammes de sulfate de quinine, en trois doses, prises de quatre heures en quatre heures, avant l'accès.

« Le 19, les accès fébriles cessèrent ; je continuai néanmoins le même traitement pendant quelques jours.

« Ils reprirent le 3 mai suivant ; le sel de quinine les arrêta de nouveau. A cette seconde reprise j'en prescrivis l'usage plus longtemps encore que la première fois ; mais les accès ne laissèrent pas de reparaître vingt jours après, c'est-à-dire le 24. Alors les parents du jeune fiévreux, ayant voulu qu'il fît usage des eaux minérales de Barbazan qui, du reste, ne m'étaient connues par aucune analyse, je dus condescendre à leur désir. Le malade prit intérieurement l'eau de source Principale à la dose, d'abord, de neuf verres par jour et à trois reprises différentes. La dose fut ensuite portée à douze verres. Bientôt, les accès furent moins intenses et moins prolongés et, en moins de vingt jours, Castex se retira parfaitement guéri.

« Les accès n'ont plus reparu depuis cette époque. (Observation de Castex, médecin à Labroquère) ».

Froment rapporte dix-sept observations analogues, après avoir marqué son étonnement de la rapidité et de la sûreté d'action de l'eau de Barbazan en pareil cas.

Cette action, il essaie d'en expliquer le mécanisme, et ses raisons ne sont pas à dédaigner. D'après lui, l'eau agit en forçant l'élimination des « principes paludéens », en dégorgeant le foie et la rate, et en amenant une sorte de rénovation physique.

Nous sommes loin, avec lui, de la cure balnéothérapique associée à la cure de boisson. Si loin que quelques-uns de ses malades ont guéri à la suite de la seule absorption de quelques verres de la source Principale, pris chez eux, à domicile.

Citons quelques-unes de ses observations qui paraissent les plus probantes.

1°). « Pierre F..., de Saint-Laurent, guéri de fièvres ayant résisté à la quinine, après l'ingestion de quinze litres d'eau pris chez lui.

2°). « Jeanne M..., de Mauléon-Magnoac, fièvre ancienne rebelle à toute médication — traitée quinze jours en 1883 — repartie presque guérie mais retombée en rechûte à la suite d'une fièvre typhoïde ; accès toutes les après-midi — quinze jours de cure en 1884, les ont enrayés ; c'est le cas le plus tenace que nous ayons eu à traiter à la station ».

3°) « Pierre V..., de Barbazan, revenu d'Egypte avec les fièvres et le foie gros, a été guéri après huit jours de traitement. »

4°) « Mme C..., sœur du précédent, habitant un village voisin de la station, — revenue d'Egypte avec les fièvres et le foie gros — guérie après quinze jours de traitement — repartie pour le même pays et rentrée avec le même mal aggravé d'une cachexie profonde. — Guérie une deuxième fois à nos sources, vient depuis, tous les ans, faire sa cure. »

5°) « Mme A..., de Nestier, est rentrée de Buenos

Ayres avec les fièvres, congestion du foie et de la rate. Le traitement par la quinine avait échoué. Deux caisses d'eau prises à domicile ont suffi à tout guérir, y compris des accidents hystériformes qui s'étaient déclarés à la suite de la fièvre. L'appétit lui est revenu, son teint cachectique a disparu ; elle est repartie pour l'Amérique, enchantée. »

6°) « S..., employé au canal de Panama, est revenu d'Amérique avec les fièvres. Le séjour dans son pays ne les faisaient pas disparaître, il est venu à la station, où les accès ont été coupés le deuxième jour. Depuis lors, ils n'ont plus reparu... »

7°) « S..., de Nestier, avait contracté les fièvres dans la province d'Oran. Il s'était soigné en vain par tous les moyens classiques lorsqu'il vint à la station. Deux jours après, il voyait sa fièvre coupée. A partir de ce moment, il recouvra appétit, teint normal, forces, embonpoint. »

CONCLUSION

En revendiquant, pour Barbazan, l'une des premières places parmi les villes d'eaux françaises à sources sulfatées calciques et magnésiennes, nous ne pensons pas émettre de prétention par trop exagérée.

On a vu ce qu'était cette station au triple point de vue historique, hydrologique, thérapeutique.

Nous abandonnerons volontiers le premier, pour n'attribuer d'importance qu'aux autres.

En matière de clinique hydro-minérale, l'heure de l'empirisme — nous l'avons souvent répété — est passée depuis longtemps.

Nous avons donc essayé de mettre d'accord la théorie et la pratique.

Nous nous sommes efforcé de faire rationnellement correspondre les hypothèses avec les faits.

Peut-être y aurons-nous réussi, dans une certaine mesure.

Dans tous les cas, en terminant ce modeste travail, nous ne demandons qu'une chose : qu'il porte ses fruits.

Et qu'en augmentant le nombre des malades attirés, chaque année, par les vertus curatives de la *Source Principale*, il contribue à parachever — grâce à de nouvelles et décisives observations — l'étude de cette source en ce qu'elle peut paraître avoir encore d'obscur ou d'incomplètement expliqué.

Vu : *Le Président de la thèse,*

Toulouse, le 11 mai 1901.

Dr GARRIGOU

Vu : *Le Doyen,*

CAUBET

Vu et permis d'imprimer :

Toulouse, le 11 mai 1901.

Le Recteur,

Président du Conseil de l'Université,

PERROUD

BIBLIOGRAPHIE

ELLOC (E.). — Nouvelles explorations lacustres (1894). — Les lacs de Lourdes et de la région sous-pyrénéenne (1896).

OULOUMIÉ (P.). — Cours d'hydrologie.

ANDELLÉ. — Manuel pratique de médecine thermale (1879).

ARRÈRE (J.-B.-T.). — Catalogue raisonné des ouvrages qui ont été publiés sur les Eaux minérales (1785).

HOPINET. — Observations publiées dans la *Revue de Comminges*.

U CLOS. — Observations sur les Eaux minérales de France (1670-1671).

ARTIGUES. — Etude médicale des Eaux de Siradan (1900).

ECAISNE. — Guide Médical du voyageur (1864).

ESCAILLAUX. — Les trois sources de Barbazan et leurs environs (1854).

EULAFÉ. — Les Eaux sulfatées des Pyrénées françaises (1901).

UJARDIN-BEAUMETZ. — Dictionnaire de thérapeutique (1885-89).

RAND-FARDEL. — Traité thérapeutique des Eaux minérales de France et de l'étranger (1857).

NTAN (A.). — Recherches sur les Eaux minérales des Pyrénées (1853).

FROIDOUR. — Lettres publiées par P. de Casteran (1899). — Mémoire du pays des Etats de Nébouzan. Bourdette in *Revue des Pyrénées* (1891).

OMENT. — Barbazan les Eaux (1891).

GARRIGOU. — Monographie des Pyrénées (1872). — Synthèse hyd-
logique (1896).
HERPIN (de Metz). — Etudes médicales sur les principales sour
d'eaux minérales de France, d'Angleterre et d'Allemagne (1855).
JAMES (C^tin). — Guide pratique aux principales eaux minérales (18
LABARTHE. — Les eaux minérales et les bains de mer de la Fra
(1873).
LAMBRON et LÉZAT. — Les Pyrénées (1855).
LECORCHÉ. — Traité de la goutte (1884).
LONGCHAMP. — Annuaire des eaux minérales (1831).
O. M... — Souvenirs historiques de St-Bertrand 1819.
PATISSIER et BOUTRON. — Manuel des eaux minérales nature
(1837).
PÉTREQUIN et SOCQUET. — Traité pratique des eaux minérales (18
RACINE. — Étude climatologique, hydrologique et thérapeutique
Bagnères-de-Luchon (1893). — Contribution à l'étude du traitem
de la tuberculose pulmonaire par les eaux sulfurées (1898).
ROUBAUD. — Les eaux minérales de France (1859).
DE SAINT-ANDRÉ. — Topographie de la Haute-Garonne (1814).
TOUJAN. — Observations publiées dans la *Revue de Comminges*.
VERDO. — Précis sur les eaux minérales des Pyrénées (1851).

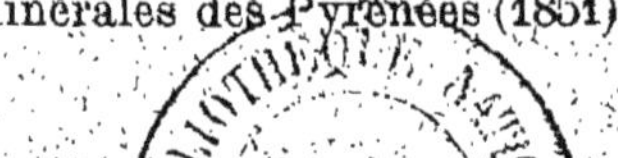

TABLE DES MATIÈRES

Planches et Coupes

TOULOUSE. — IMPRIMERIE VIALELLE ET PERRY, RUE DU MAY, 1

www.ingramcontent.com/pod-product-compliance
Ingram Content Group UK Ltd.
Pitfield, Milton Keynes, MK11 3LW, UK
UKHW020157200726
13856UKWH00003B/1045

9 782013 045742